Impressum

Alle Informationen und Ratschläge in diesem Buch wurden vom Autor sorgfältig erwogen und geprüft. Dennoch erfolgen alle Angaben ohne Gewähr. Eine Haftung des Autors und seiner Beauftragten für Personen-, Sach- und Vermögensschäden ist ausgeschlossen.

ISBN 978-3-00-062107-9

2. Auflage 2020

fettkiller code

GENIAL. EHRLICH. VERSTÄNDLICH.

BORIS SCHWARZ

Inhalt

Weshalb dieses Buch?

Vielleicht fragst du dich, warum noch ein Buch über Ernährung? Ich kann deine Frage sehr gut verstehen, sie ist berechtigt. Bei Amazon gibt es mehr als 30.000 Ergebnisse zum Thema Ernährungsratgeber. Ein riesiger Markt. Kein Wunder, dass sich hier viele tummeln, die nur »dein Bestes« wollen. Tänzer, Moderatoren, Schauspieler, prominente Köche und Influencer nutzen ihre Reichweite, um genau zu diesem – wie ich finde – sehr sensiblen Thema Bücher zu veröffentlichen oder Abnehmprogramme anzubieten. Und das, obwohl sie – sorry – keine Ahnung von Ernährung haben.

Solche Dinge bringen mich auf die Palme!

Ständig erscheinen in den Medien Meldungen von »Wunderpillen« oder Superfoods, die unseriöse Abnehmerfolge versprechen. Es gibt keine Wundermittel! Das sind alles dubiose Machenschaften, die nur auf eine Sache abzielen: deinen Geldbeutel. Eine Schweinerei wie ich finde. Marketingabteilungen solcher Unternehmen machen zugegebenermaßen einen großartigen Job. Der Kunde kauft, hat (vielleicht) anfangs Erfolg und wundert sich dann, weshalb er nach kurzer Zeit mit seinem Gewicht wieder dort ist, wo er angefangen hat. Im dümmsten Fall bringt er sogar noch mehr auf die Waage als zuvor.

Hinzu kommt, dass – ich nenne sie gern – »Ernährungsesoteriker« über das Web und soziale Netzwerke Horrormeldungen verbreiten. Sie untermauern ihre These, indem sie vereinzelt Punkte aus Studien herausziehen, die in ihr Weltbild passen. Sogenanntes Cherry-Picking. Und oder sie zitieren Schrottstudien. Dazu gehören nahezu alle Tierstudien. Ein Beispiel: das Thema Süßstoffe. Ratten werden und wurden immer wieder mit überirdischen Mengen an Süßstoffen gemästet. Das Ergebnis: sie bekamen Krebs. Die allgemeine Verunsicherung zu genau diesem Thema erlebe ich immer wieder in meinen Coachings bei der Frage: »Cola oder Cola light, was ist besser?«. Die Verbraucher sind völlig irritiert und wissen gar nicht mehr, was sie noch glauben sollen. Sie wundern sich, weshalb die ganzen Diäten bei ihnen nicht funktionieren, und im schlimmsten Fall geben sie sich selbst die Schuld und fühlen sich schwach und disziplinlos. Sie geben auf.

Auch diese Dinge gehen mir gehörig auf den Sender!

Womöglich spürst du, wie sehr ich für dieses Thema brenne. Es ist ein Herzensthema für mich und Grund für dieses Buch. Versteh mich bitte nicht falsch, es gibt natürlich auch gute Kollegen, die einen tollen Job machen, doch sie sind eher in der Minderheit. Heute kann sich Dank sozialer Medien jeder als »Experte« darstellen und sein Halbwissen verbreiten. Wobei ich glaube, dass manche es einfach nicht besser wissen und es gar nicht böse meinen. Ich schreibe dies, weil es mir selbst passiert ist.

An dieser Stelle möchte ich ausdrücklich betonen, dass ich kein studierter Ökotrophologe bin und mich nicht frei von Fehlern wähne. Ganz im Gegenteil! Ich bin auch nur ein Mensch.

In meinem ersten Buch (2012) habe ich zum Beispiel jedem Leser empfohlen, 5 – 6 Mahlzeiten zu essen. Heute sage ich: völliger Blödsinn! Auch habe ich gesagt: Die wichtigste Mahlzeit des Tages ist das Frühstück. Heute sage ich: völliger Blödsinn!

Es gibt nicht »die eine« Ernährungsform für alle! Jeder Mensch ist so einzigartig wie sein Fingerabdruck. Genau deshalb empfehle ich dir, immer dann hellhörig zu werden, wenn ein »Experte« predigt, dass nur seine Methode die einzig wahre ist. Es gibt nicht die eine Ernährungsform oder –methode für alle!

Mit meinen Büchern, Vorträgen und Seminaren habe ich weit mehr als 100.000 Menschen erreicht. Sie profitierten von meinem Wissen, haben erfolgreich abgenommen, fühlen sich heute wohler, sind fitter, schlanker und leistungsfähiger. Ich habe in meinem Leben sehr viel Geld in mein Wissen investiert und unzählige Fortbildungen besucht.

Es vergeht kaum ein Tag, an dem ich mich nicht mit dem Thema Ernährung beschäftige. Ich bin bestrebt, täglich dazuzulernen und dieses Wissen weiterzugeben. Ein weiterer Grund für dieses Buch.

Seit mehr als 30 Jahren fesselt mich das Thema Ernährung und die Funktionen des menschlichen Körpers. In den vergangenen 4 Jahren habe ich mich intensiv mit dem Thema Insulin-Resistenz und Insulin-Sensibilität auseinandergesetzt und viel getestet und geforscht. Unter anderem bin ich zu dem Ergebnis gekommen, dass nicht jeder Mensch Low-

Carb essen »muss«. Im Gegenteil, für manche ist es sogar kontraproduktiv. Das Ergebnis meiner Forschungen ergab, dass es letztlich drei Ernährungstypen gibt:

» Den Fett-Typ
» Den Kohlenhydrat-Typ
» Den Misch-Typ

Und, dass es Dinge gibt, die bei allen Menschen, bei allen drei Ernährungstypen gleich sind. Dinge, die alle Menschen dauerhaft umsetzen sollten, um schlank, fit, gesund und leistungsfähig zu sein.

Diese Erkenntnisse habe ich meinem Expertennetzwerk vorgestellt. Dieses Netzwerk besteht aus Ärzten, Leistungsdiagnostikern, Ernährungsmedizinern und Professoren. Sie alle haben ein grandioses Wissen und blicken auf einen langjährigen Erfahrungsschatz zurück. Wenn ich ihre und meine Erfahrung in Jahren addiere, dann kommen wir zusammen auf mehr als 200 Jahre. 200 Jahre gebündeltes Know How! Sie alle bestätigten mir meine Ergebnisse und waren begeistert. Eine weitere Motivation, dieses Buch zu schreiben.

Das Ergebnis hältst du nun in Händen.

Ich habe all mein Wissen in diesem Buch für dich komprimiert und auf einen dreiteiligen Code heruntergebrochen:

Deinen Fettkillercode:
W=30-40ML+E=F:1,5G-M:2,0G+G=KGx10

Mein Anspruch ist es, Dinge schnell auf den Punkt zu bringen. Mit wenigen Worten und in einer leicht verständlichen Bildersprache. Deshalb folgt jetzt auch kein Vorwort.

Lass uns direkt zur Sache kommen.

Viel Spaß beim Lesen und willkommen in deinem vielleicht neuen Leben!

Dein Boris

Los geht's!

»Gib deinem Körper die Stoffe in absteigender Reihenfolge, aus denen er, gesunderweise, besteht.« Mit diesem Merksatz eröffne ich gern meine Vorträge, um die Zuhörer nachdenklich zu machen. Sie sollen sich Gedanken machen, wie sich ihr Körper zusammensetzt.

Als Beispiel nutze ich ein männliches Sixpack-Model. Er besteht an erster Stelle, wie jeder andere Mensch auch, aus Wasser. In seinem Fall aus ca. 65 %. Merke: Wasser ist essentiell.

An zweiter Stelle kommt mit ca. 18 % seine Muskulatur. Muskeln bestehen aus Aminosäuren, also aus Eiweiß. Merke: 10 Aminosäuren sind essentiell, beziehungsweise semiessentiell.

An dritter Stelle kommt mit rund 9 % das Körperfett. 9 % sind für einen Mann sehr wenig, deshalb auch das Sixpack. Merke: 2 Fettsäuren sind essentiell.

Dann kommen an vierter Stelle mit ca. 7 % Vitamine und Mineralstoffe. Damit meine ich Knochen- und Knorpelstrukturen. Merke: 35 Vitamine und Mineralstoffe sind essentiell.

Erst an fünfter und letzter Stelle kommen die Kohlenhydrate. Mit weniger als 1 %. Merke: Kohlenhydrate sind nicht essentiell.

Somit ergibt sich folgende Reihenfolge:

1. Wasser
2. Eiweiß
3. Fett
4. Vitamine & Mineralstoffe
5. Kohlenhydrate

Klammern wir Punkt 4, Vitamine & Mineralstoffe mal aus und drehen die Pyramide um, sodass wir oben Kohlenhydrate und Fett und unten Eiweiß und Wasser haben. Ich behaupte, dass sich ein Großteil der Menschen der westlichen Welt genau so (fehl)ernährt. Genau umgekehrt. Viele Kohlenhydrate und Fett, dafür wenig Eiweiß und Wasser.

1. Kohlenhydrate
2. ~~Vitamine & Mineralstoffe~~
3. Fett
4. Eiweiß
5. Wasser

In diesem Zusammenhang möchte ich gern einen Gedanken mit dir teilen: »Ist es nicht so, dass insbesondere wir Menschen der westlichen Welt, die einzigen Lebewesen auf diesem Erdball sind, die ihre Nahrung selbst wählen?

Du entscheidest doch, was auf deinem Teller und letztlich in deinem Körper landet. Tiere können das nicht und Menschen auf anderen Teilen dieser Erde bleibt dies verwehrt.

Deshalb finde ich, sollten wir ein Stück weit bewusster und maßvoller mit dieser wichtigen Ressource Lebensmitteln umgehen.«

Zwei Dinge zum Merksatz: »Gib deinem Körper die Stoffe in absteigender Reihenfolge, aus denen er, gesunderweise, besteht.« Nimm ihn nicht für bare Münze und versuche nicht, dich in dieser Reihenfolge zu ernähren. Insbesondere nicht, wenn du eine Frau bist. Frauen haben evolutionsbedingt mehr Fett als Muskeln, und das ist auch völlig okay so. Dieser Merksatz soll in erster Linie auf die Fehlernährung der westlichen Welt hinweisen und zum Nachdenken anregen. Zudem ist, wie zuvor erwähnt, jeder Mensch unterschiedlich.

Deshalb sage ich ja auch, dass beispielsweise Kohlenhydrate nicht für jeden schlecht sind und es nicht den Einheitsernährungsplan für alle gibt. Doch dazu in den nächsten Kapiteln mehr.

Eine wichtige Info noch an dieser Stelle. Ich habe zuvor von essentiellen Stoffen geschrieben. Essentiell bedeutet zum einen, dass dein Körper diesen Stoff zum Überleben braucht und zum anderen, dass er ihn selbst nicht herstellen kann. Er ist auf die Zufuhr angewiesen. Insgesamt gibt es 47 essentielle Stoffe, auf die ich später einzeln eingehen werde.

Die Ernährungspyramide nach Boris Schwarz

Diese Ernährungspyramide ist womöglich die erste, die auf dem Kopf steht.

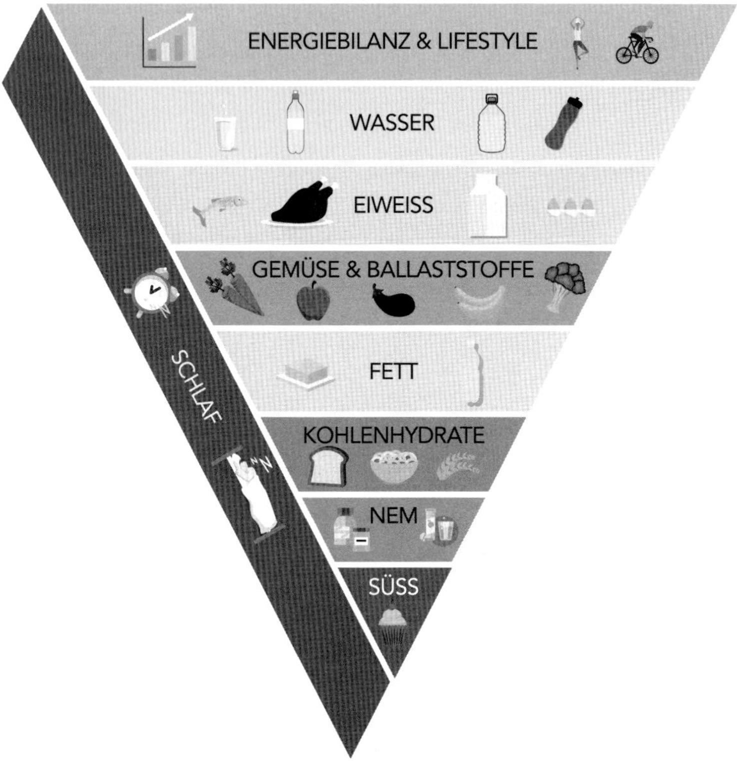

Mir geht es dabei nicht um Mengen oder Kalorien, sondern um Prioritäten. Lass uns deshalb oben beginnen, bei der Energiebilanz und dem Lifestyle. Diese beiden stehen nämlich immer ganz oben. Immer!

Energiebilanz & Lifestyle

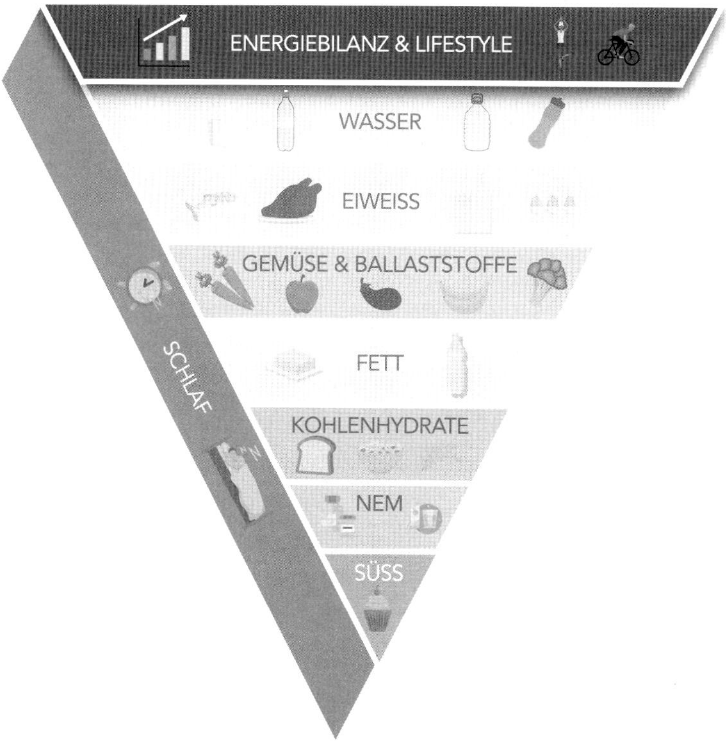

Beispiel: Stell dir eine Person vor, die einen Bedarf von 3.000 Kilokalorien hat.

Nimmt diese Person nun jeden Tag nur 2.000 Kilokalorien in Form von Schokoriegeln und Pizza zu sich, wird sie abnehmen, weil sie 1.000 Kilokalorien im Defizit ist. Ob das nun gesund und dauerhaft durchzuführen ist oder letztlich zu einer Mangelversorgung führt, steht auf einem anderen Blatt. Die Person wird abnehmen, soviel steht fest.

Isst genau die selbe Person nun täglich 4.000 Kilokalorien vom Allerfeinsten, also nur die besten Fette, hochwertiges Eiweiß, gute Kohlenhydrate, alles von bester Qualität und in der idealen Nährstoffverteilung, wird diese Person zunehmen. Weil sie 1.000 Kilokalorien im Überschuss ist.

Und genau deshalb steht bei meiner Ernährungspyramide ganz oben immer die Kalorienbilanz. Immer! Es ist ein Naturgesetz. Das Gesetz der Thermodynamik.

Ich merke immer und immer wieder, dass meine Teilnehmer völlig verblüfft sind, wenn ich ihnen rate, Kalorien zu zählen, weil sie von einem »Experten« gehört haben, dass Kalorien zählen Quatsch sei. Wie willst du wissen, wann du im Überschuss und wann im Defizit bist, wenn du nicht trackst (protokollierst)? Wie? Letztlich geht es um Input-Output. Wie bei der Tankanzeige im Auto. Falls du eins hast, klebe mal die Tankanzeige zu. Das wird lustig!

Oder sie haben sich ein Nahrungsergänzungsmittel – teilweise im Abo-Verfahren – aufschwätzen lassen, welches ihnen verspricht abzunehmen. Es gibt solche Mittel nicht! Zumindest nicht legal. Nahrungsergänzungsmittel sollten nie über der Energiebilanz stehen, doch dazu später mehr.

Oder sie bekommen suggeriert, dass es ganz einfach ist, mit dieser oder jener Methode abzunehmen. Es ist für viele nicht einfach!

Auch solche Aussagen sind es wieder, die mir tierisch auf den Sender gehen!

Ich sage dir nicht, dass es einfach wird. Es kann sein, dass es für dich einfach wird, muss es aber nicht. Ich habe weit über 1.000 Menschen 1:1 gecoacht und kann dir sagen, dass es wie beim Rauchen ist. Manche hören auf und sagen danach: »Das war ja einfach.« Andere haben hunderte Versuche hinter sich und rauchen immer noch. Nein, es wird wahrscheinlich nicht einfach für dich. Jede Veränderung von Gewohnheiten erfordert ein hohes Maß an Disziplin, und ich möchte dir mit diesem Buch einen Fahrplan an die Hand geben, mit dem auch du es schaffen kannst!

> **Tipp:** Tracke mal für mindestens 4 Wochen deine Zufuhr, beispielsweise bei www.fddb.de (gibt es auch als App). Ignoriere bitte den vorgeschlagenen Kalorienbedarf. Wie du weißt, ist jeder Mensch anders.
>
> Mache deshalb folgendes: Iss nach dem Fettkillercode, tracke alles, was du isst und trinkst (wenn es Kalorien hat), und wiege dich täglich.
>
> Nimm nach einer Woche einen Querschnitt von deiner Zufuhr und deinem Gewicht und schaue, wie sich dein Gewicht verändert hat. Hast du zugenommen, reduziere deine tägliche Zufuhr um ca. 500 Kilokalorien.
>
> Hast du abgenommen, prima weiter so. Steht dein Gewicht still, reduziere deine Zufuhr um ca. 300 Kilokalorien.

Mit Lifestyle ist gemeint:

- » Arbeitet die Person Schicht?
- » Nimmt die Person Drogen?
- » Nimmt die Person Medikamente?
- » Raucht die Person?
- » Trinkt diese Person oft und viel Alkohol?
- » Wie ist das Schlafverhalten bei dieser Person?

Dies sind alles Faktoren, die bei der Gesamtbetrachtung eines Menschen mit einzubeziehen sind, wenn es um Gesundheit und Gewichtsreduktion geht.

Wasser

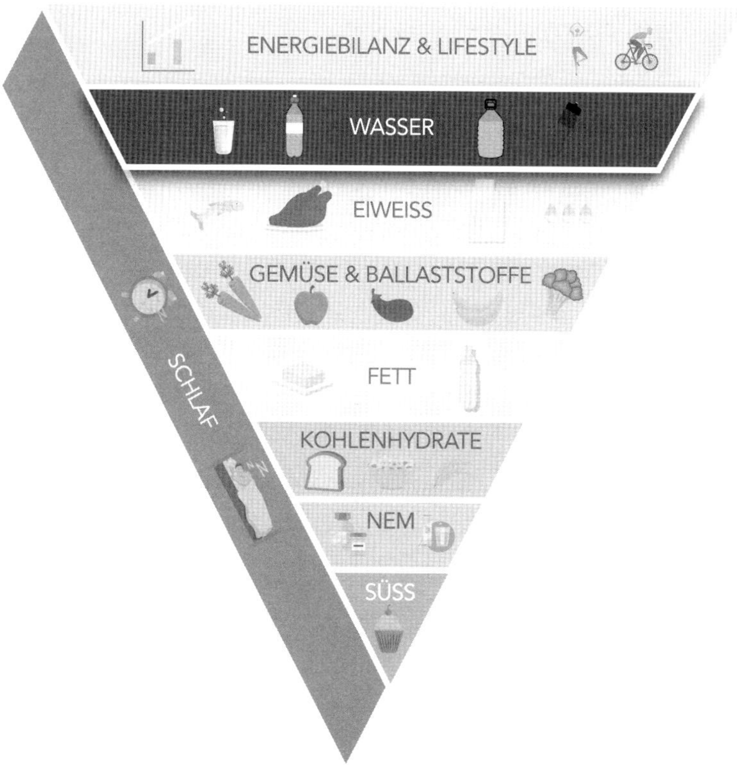

Wasser ist für den menschlichen Körper essentiell und an unzähligen Stoffwechselprozessen beteiligt. Ohne Wasser würden wir – je nach Witterung – nur wenige Tage überleben. Statistisch gesehen, trinkt jeder 4. Deutsche zu wenig. Die idealen Körperwasserwerte betragen bei der Frau 50 – 55 % und beim Mann 60 – 65 %.

Der Unterschied beruht darin, dass Muskeln Wasser speichern und Männer evolutionsbedingt einen höheren Muskelanteil haben.

Der Verlust von 1 – 2 % Körperflüssigkeit hat zur Folge, dass unser Blut dicker wird und unser Herz dadurch mehr leisten muss. Wenn du Ausdauersportler/in bist, dürfte dir das bekannt vorkommen. Mit fallendem Körperwasserspiegel wird das Blut dicker, das Herz muss mehr leisten, die Herzfrequenz steigt.

3 – 4 % lassen unser Energielevel um bis zu 20 % sinken. Und das nicht nur auf der mentalen, sondern auch auf der körperlichen Ebene.

5 – 6 % bringen Kraftlosigkeit und Krämpfe mit sich.

8 % und mehr könnten schon den Tod bedeuten.

Deshalb hier Fettkiller-Code Teil I:

»Trinke 30 bis 40 Milliliter Wasser je Kilogramm Körpergewicht am Tag.«

---

30 Milliliter als absolute Grundversorgung und 40 Milliliter, wenn du möchtest, dass dein Fettstoffwechsel auf Hochtouren läuft.

Beispiele:

Frau 60 kg: 1.800 – 2.400 ml am Tag
Mann 100 kg: 3.000 – 4.000 ml am Tag

Für Sportler und Menschen, die körperlich arbeiten, empfehle ich weitere 10 – 15 Milliliter Wasser, je Kilogramm Körpergewicht und Stunde Aktivität.

Beispiele:

Frau 60 kg: 600 – 900 ml pro Stunde Aktivität
Mann 100 kg: 1.000 – 1.500 ml pro Stunde Aktivität

Versuche nicht, die empfohlene Trinkmenge innerhalb der Stunde Aktivität zuzuführen. Es genügt, wenn du sie irgendwann im Laufe des Tages zuführst.

Ich möchte mal eine sehr wichtige Funktion von Wasser ansprechen, und zwar unsere Verdauung. Wir leben derzeit im Zeitalter der Verstopfung, es redet nur niemand darüber. Es ist ein Tabu-Thema. Allein in Deutschland werden mit Abführmitteln jährlich Umsätze in Höhe von 245 Millionen Euro erwirtschaftet. Erschreckend dabei ist, dass die Anzahl an jungen Kundinnen steigt. Ich kann nur abraten, denn unser Darm ist eines der wichtigsten Organe unseres Körpers. Und durch Abführmittel wird dieses wichtige Organ aus dem Gleichgewicht gebracht. Abführmittel sorgen für die rasche Entleerung des Darms.

Bis er wieder »normal« arbeitet, vergehen Tage. Tage ohne Stuhlgang. Häufig verlieren dann viele die Nerven und greifen abermals zur Tablette. Ein Teufelskreis.

Hier mal drei Tipps für die bessere Verdauung:

1. Wasser trinken! Idealerweise nach empfohlener Formel.
2. Bewegung! Bewegung walkt den Darm durch.
3. Ballaststoffe! Idealerweise 30 Gramm am Tag. Der Deutsche kommt im Schnitt gerade mal auf die Hälfte. Dabei würden 30 Gramm täglich dazu beitragen, dass das Darmkrebsrisiko sinkt.

Mehr zu diesem Thema erfährst du im Kapitel »Das unterschätzte Organ: der Darm«

Hilft Wasser bei der Gewichtsreduktion?

Ich sage ja und möchte zwei Beispiele anführen:

Schauen wir uns dazu mal unser Gehirn an. Es ist unterteilt in verschiedene Areale. Das älteste ist unser Stammhirn. Im Stammhirn sind sämtliche Urzeit-Überlebensprozesse gespeichert. Bekommt unser Stammhirn dauerhaft die Information, dass ein niedriger Wasserstand vorliegt, setzt es diesen Flüssigkeitsmangel gleich mit einer Dürreperiode. Wenn wir in der Natur eine Dürreperiode haben, wie fällt die darauf folgende Ernte aus? Fällt sie üppig oder mäßig aus? Mäßig, letzteres. Und genau darauf stellt sich unser Organismus ein.

Er fährt sämtliche Stoffwechselprozesse zurück. Zum Beispiel senkt er die Körperkerntemperatur – wir frieren schneller – und verlangsamt die Verdauung. All diese Maßnahmen führen dazu, dass er das überlebensnotwendige Fett nicht hergeben muss. Das ist der erste Grund.

Der zweite: welche Nahrungsmittel wir auch zu uns nehmen, wir nehmen auch Giftstoffe auf. Diese Giftstoffe will unser Körper loswerden. Er beauftragt unsere Nieren, die diese Funktion normalerweise übernehmen. Bekommen unsere Nieren allerdings nicht ausreichend Flüssigkeit, können sie ihren Job nicht machen. Sie haben dann die Möglichkeit einen »Hilfsarbeiter«, ein »Hilfsorgan« zu rekrutieren, welches ihnen beim Entgiften hilft. Dieses Organ ist unser Stoffwechselorgan Nummer eins, nämlich unsere Leber. In der Leber läuft der Fettstoffwechsel oder anders ausgedrückt, eine der Hauptaufgaben unserer Leber ist der Fettstoffwechsel. Wenn nun unsere Leber Tag ein, Tag aus damit beschäftigt ist, unseren Nieren beim Entgiften unseres Körpers zu helfen, bleibt letztlich was auf der Strecke?

Der Fettstoffwechsel!

Er kann nur eingeschränkt funktionieren. Wenn du also möchtest, dass dein Fettstoffwechsel auf Hochtouren läuft, solltest du tendenziell 40 Milliliter je Kilogramm Körpergewicht und Tag zu dir nehmen.

Dazu drei Trinktipps:

1. Trinke direkt morgens nach dem Aufstehen ein großes Glas Wasser. Das aktiviert den Stoffwechsel und auch deine Verdauung.

2. Immer dann, wenn du Flüssigkeit wegbringst, führe neue zu. Setze dir einen Anker. Mach so etwas wie einen »Ölwechsel«.

3. Stell dir deine Trinkration optisch bereit und schau, dass du immer Wasser bei dir hast. Auf der Arbeit. Im Auto. In der Handtasche. Wo auch immer du unterwegs bist.

Wasserqualität

Immer wieder werde ich nach meinen Vorträgen gefragt, welches Wasser ich denn empfehle. Still, Medium, mit Kohlensäure, Glasflasche, Plastikflasche, Leitungswasser, Quellwasser, Mondwasser, basisch, sauer, pH-neutral, mineralstoffreich oder nicht?

Meine kurze Antwort: Trinke Wasser.

Die lange Version: Trinke stilles Wasser aus Glasflaschen oder einer Wasseranlage mit Filtersystem.

Ich bin inzwischen der Meinung, dass Menschen nicht krank werden, weil sie das falsche Wasser trinken, sondern weil sie zu wenig Wasser trinken. Vor Jahren habe ich mich mit diesem Thema intensiv beschäftigt und bin am Ende meiner ganzen Recherche zu dem Ergebnis gekommen, dass ich bei jedem Wasser etwas Negatives finde. Stiftung Warentest testet Wasser häufig auf den Mineralstoffgehalt und bewertet es entsprechend. Das halte ich für Quatsch. Wir sollten unser Wasser nicht nach dem Mineralstoffgehalt aussuchen, sondern diese über Gemüse und Obst aufnehmen. Wasser sollte dir in erster Linie schmecken, und deshalb ist es auch erst einmal gleichgültig – angenommen du hast bisher so gut wie kein Wasser getrunken – welches Wasser du trinkst. Im nächsten Schritt ist es natürlich besser, dass du stilles Wasser trinkst, weil es keine Kohlensäure enthält. Und auch wenn die Studienlage sehr dünn ist, dürfte es besser sein, Glasflaschen Plastikflaschen vorzuziehen. Mach bitte keine Religion daraus, trink Wasser. Du kannst es nicht 100 % perfekt machen.

In diesem Zusammenhang fällt mir eine erlebte Geschichte ein. Ich war vor einigen Jahren auf einer ernährungswissenschaftlichen Fortbildung in München. Dort gab es eine Teilnehmerin, die Heilpraktikerin war. Es ging gerade um das Thema Wasserqualität, als ich ihre Reaktionen beobachtete. Mir fiel auf, dass sie eine besondere Glasflasche dabei hatte. In einer Pause sprach ich sie an und fragte, was das Besondere an ihrem Wasser sei? Sie antwortete: »Hier in diesem Raum gar nichts!« Ich fragte sie, wie sie das meine? Sie erwiderte: »Ihr habt doch alle eure Mobiltelefone dabei und deren Strahlen machen mein Wasser kaputt!«

Mir fiel weiterhin auf, dass sie die ganze Woche nicht lachte. Sie wirkte sehr verbittert.

Bei einer anderen Gelegenheit sagte sie, dass sie der Kassiererin im Biomarkt untersage, ihre Artikel über den Barcodescanner zu ziehen, da dadurch negative Informationen in ihre Lebensmittel kämen und sie diese ja mitessen würde, was letztlich dazu führe, dass sie krank würde.

Weißt du was? Ich glaube, dass genau das eintreten wird. Wenn sie immerfort daran denkt, krank zu werden, »bestellt« sie sich ihre Krankheit. Ohne jetzt spirituell zu werden, ich glaube an die Macht der Gedanken.

»Wir sind, was wir denken. Alles, was wir sind, entsteht aus unseren Gedanken. Mit unseren Gedanken formen wir die Welt.«
Buddha

Apropos Gedanken. Hast du dich mal gefragt, mit welcher Chemie Glasflaschen vor dem Befüllen gereinigt werden? Oder ob im Leitungswasser Blei, Östrogene (Anti-Babypille) oder Rückstände von Arzneimitteln (Antibiotika) stecken? Blei beeinträchtigt beispielsweise bei Männern den Testosteronspiegel. Oder, ob Quellwasser nicht mit Leichenflüssigkeit verunreinigt ist, weil ein Wildtier nur wenige Meter oberhalb der Quelle verendet ist? Oder, welche deiner Nahrungsmittel noch so in Plastik verpackt sind?

Das meine ich mit: »Mach bitte keine Religion daraus, trink Wasser.«

> **Tipp:** Aus ökologischer Sicht ist es empfehlenswert eine Wasseranlage mit Filtersystem anzuschaffen. Sie spart auf lange Sicht Geld und darüber hinaus entfällt lästiges Kistenschleppen.

Darf ich Kaffee dazuzählen?

Nein, Kaffee zählt nicht dazu.

Dennoch möchte ich als Freund des gepflegten Kaffeetrinkens ein paar Zeilen über ihn verlieren.

Lange hieß es, dass Kaffee unseren Körper entwässert. Heute wissen wir, dass er harntreibend wirkt. Kaffee enthält Bitterstoffe, die unser Körper loswerden möchte. Dies ist der Grund dafür, dass unsere Nieren aktiviert werden. Nicht mehr, nicht weniger. Was die Kaffee-Junkies unter euch (mich eingeschlossen) freuen dürfte ist, dass wissenschaftlichen Studien zu Folge, 4 bis sogar 6 Tassen von guter Qualität, über den Tag getrunken, das Herzinfarktrisiko sogar sinken lässt. Grund hierfür ist wohl seine anti-oxidative Wirkung. Und falls du Sportlerin oder Sportler bist: Kaffee vor dem Training pusht den Fettstoffwechsel. Doch Achtung: Die Rede ist hier von schwarzem Kaffee, nicht von Latte Macchiato & Co. Und auch von Tassen, nicht von Trögen.

Und was ist mit Tee?

Beim Tee lasse ich mit mir handeln. Allerdings nur so lange es ein ungezuckerter Kräutertee ist. In diesem Zusammenhang möchte ich dir frischen Ingwer empfehlen.

Ingwer

Nicht nur Bewohner der ostasiatischen Länder schwören seit Jahrtausenden auf die antibiotische und immunstimulierende Wirkung dieser Heilwurzel, sondern auch Hierzulande erfreut sie sich stetig wachsender Anhängerschaft.

Die im Ingwer enthaltenen Scharfstoffe Gingerole und Zingerone sind nicht nur ursächlich für den scharfen Geschmack, sondern auch für seine entzündungshemmenden und schmerzlindernden Eigenschaften verantwortlich. Gerade Gingerole ähneln in ihrer Struktur der Acetylsalicylsäure (ASS, enthalten in Aspirin), welche das Entzündungsenzym Cyclooxygenasen hemmt. Somit werden Entzündungsherde eingedämmt und Schmerzen gelindert. Darüberhinaus haben Gingerole eine blutverdünnende Wirkung, weshalb sie auch gern als natürliches Aspirin bezeichnet werden. Dies solltest du beachten, wenn du an Bluthochdruck leidest.

Zusammengefasst ist diese Erkenntnis nicht nur interessant für Sportler, die aktiv ihrem Muskelkater entgegenwirken möchten, sondern insbesondere Menschen, die entzündliche Prozesse in ihrem Körper minimieren möchten. Darüber hinaus dürfte es alle interessieren, die nicht auf Schmerzmittel wie Ibuprofen und Diclofenac zurückgreifen möchten. Ingwer erhöht übrigens die körpereigene Thermogenese. Er wärmt quasi von innen. Wissenschaftler gehen weiterhin davon aus, dass Ingwer auch die Aufnahme von Fett bei der Verdauung minimiert.

Hier mal eine kurze Zusammenfassung der Vorteile von Ingwer:

- » beruhigt Magen und Darm
- » fördert die Durchblutung
- » hat entgiftende Eigenschaften
- » liefert Eisen
- » liefert Kalium
- » liefert Kupfer
- » liefert Vitamin E
- » liefert Zink
- » ist basisch
- » ist reich an Vitamin C
- » mindert Verdauungsbeschwerden und Blähungen sowie Übelkeit und Brechreiz – wird deshalb bei Reisekrankheit und Chemotherapie-Patienten empfohlen
- » stärkt das Immunsystem
- » stimuliert die Organe
- » verbessert die Insulinsensitivität
- » wirkt als Antioxidans
- » wirkt als Appetitzügler
- » wirkt antibakteriell
- » wirkt muskelentspannend

Die Liste der positiven Eigenschaften ist lang, und er wird demnach aus meiner Sicht zu Recht als Wunderknolle bezeichnet. Auch ich verzehre ihn regelmäßig zum Beispiel als Ingwertee oder im Gemüse.

Zubereitung: Schneide ca. 2 Zentimeter gewaschenen Ingwer – mit Schale, da dort die wertvollen Enzyme stecken – in feine Scheiben, gieße ihn mit heißem Wasser auf und lasse ihn dann mindestens 5 Minuten ziehen.

Ingwertee regt deine Verdauung an, entgiftet deinen Körper und stärkt dein Immunsystem. Er eignet sich hervorragend für den Start in den Tag.

Ingwer im Gemüse

Zubereitung: Schneide frischen Ingwer – mit oder ohne Schale – in pommesähnliche Streifen und gib ihn deinem Gemüse vor dem Dünsten hinzu.

Es bleibt letztlich anzumerken, dass du die vielen positiven Eigenschaften von Ingwer nicht durch den einmaligen Verzehr erreichst. Du solltest ihn mehrmals in der Woche in deinen Speiseplan einbauen.

Alkohol

Alkohol ist ein Zellgift. Trinken wir Alkohol, hat unser Körper nur ein Ziel und dieses lautet: »Zellgift abbauen!«. Währenddessen werden sämtliche Stoffwechselprozesse auf Eis gelegt. Nicht nur die Regeneration, sondern auch der Fettstoffwechsel wird ausgebremst. Um 0,1 Promille abzubauen, benötigt unser Körper im Mittel ungefähr eine Stunde. Im Mittel bedeutet, dass eine 50 Kilo leichte Frau länger als ein 100-Kilo-Muskelmann brauchen wird, um den Alkohol abzubauen.

Beispiel: Wenn eine 45-jährige Frau mit einem Gewicht von 65 Kilogramm und einer Körpergröße von 165 Zentimetern, am Abend 250 Milliliter Rotwein trinkt, hat sie 0,6 Promille. Sie blockiert ihren Fettstoffwechsel für mindestens 6 Stunden und somit fast die ganze Nacht. Dabei ist die Nacht die beste Phase des Tages, in der dein Körper Fett abbauen kann.

Verzichte also auf Alkohol, wenn du abnehmen möchtest.

Alkohol und Schlaf

»Gegen ein Gläschen Wein am Abend ist doch nichts einzuwenden, schließlich lässt er mich besser schlafen.« Solche oder ähnliche Einwände erhalte ich meist in meinen Workshops zu diesem Thema. Leider ist dies ein Trugschluss, denn Alkohol fördert zwar kurzfristig das Einschlafen, hemmt allerdings deinen Tiefschlaf und somit auch das Durchschlafen.

Cola oder Cola light?

Eine Frage, die nach meinen Vorträgen am Büchertisch regelmäßig fast zu Tumulten führt. Aussagen wie: »Also, bevor ich eine Cola light mit diesen ganzen künstlichen Süßstoffen trinke, trinke ich lieber eine richtige Cola!« sind keine Seltenheit. Mein Einwurf dazu: »Eine Frage für mein Verständnis: Macht erst der Süßstoff die Cola zum Kunstprodukt?«

Schweigen.

Mir stellt sich diese Frage nicht, weil ich, wenn es hochkommt 4 x im Jahr Cola trinke. Und dann entscheide ich mich für die Lightversion, denn so verzichte ich auf unnötigen Zucker und Kalorien.

Ein Liter Cola = 420 kcal
Ein Liter Cola light = 2 kcal

Dies würde ich auch jedem stark übergewichtigen Cola-Junkie empfehlen, weil er so das Fortschreiten seiner nicht-alkoholischen Fettleber (NAFL) reduziert. Kurzfristig würde ich versuchen ihn von der Cola weg, hin zur Cola light holen. Das langfristige Ziel wäre dann, dass er irgendwann Wasser trinkt. Siehe dazu auch das Kapitel »Fruktose«.

Dies ist übrigens ein weiteres hervorragendes Beispiel dafür, dass ganz oben immer der Lifestyle und die Energiebilanz stehen. Erst wenn all das stimmt, können wir uns über Feintuning unterhalten.

Zurück zu den Süßstoffen. Auch mit diesem Thema habe ich mich intensiv beschäftigt. Insbesondere mit dem Süßstoff, der in der Cola light steckt: Aspartam. Aspartam ist auf der einen Seite der am intensivsten untersuchte Süßstoff überhaupt und auf der anderen Seite der, welcher am meisten in Verruf steht. Ich finde es immer wieder interessant, wie militant manche Menschen auf Aspartam reagieren und dann aber auf andere Süßstoffe zurückgreifen. Sie wissen noch nicht einmal wie sich Aspartam zusammensetzt. Ihnen genügt das, was sie »gehört« oder im Internet gelesen haben.

Für mich sollte die Frage nie lauten: »Aspartam: ja oder nein?« sondern »Grundsätzlich Süßstoffe: ja oder nein?«, denn alle Süßstoffe haben eine ähnliche Historie. Fast ausnahmslos werden sie in Studien in völlig überzogenen Mengen Tieren verabreicht. Das Ergebnis: Nierenversagen, Nieren- und Blasenkrebs.

Zum schlechten Ruf von Aspartam trägt übrigens die essentielle Aminosäure L-Phenylalanin bei. Dazu solltest du wissen, dass es eine seltene Stoffwechselkrankheit mit dem Namen Phenylketonurie gibt. Menschen, die an dieser Krankheit leiden, müssen diese Aminosäure meiden, da sie sich bei ihnen in der Blut-Hirnschranke festsetzt. Nicht beim gesunden Menschen! Bleibt diese Krankheit unentdeckt, wird der Betroffene selten einen IQ von über 20 entwickeln. Weiterhin kommt es zu unschönen Symptomen, die häufig beim gesunden Menschen mit Aspartam in Verbindung gebracht werden.

Für Betroffene, die an dieser Krankheit leiden, bedeutet dies im Umkehrschluss, dass sie ein Leben lang eiweißarm essen müssen, weil in jedem eiweißhaltigen Nahrungsmittel diese Aminosäure steckt. Sie müssen, um nicht an einer Mangelernährung zu leiden, alle anderen lebensnotwendigen Aminosäuren sowie Vitamine, Mineralstoffe und Spurenelemente über Nahrungsergänzungsmittel decken. Diese Krankheit ist auch Grund dafür, dass auf mit Aspartam gesüßten Produkten der Hinweis »Enthält eine Phenylalaninquelle« enthalten sein muss.

Aspartam gilt laut EFSA (Europäische Behörde für Lebensmittelsicherheit) bei einer maximalen Aufnahme von 40 mg/kg Körpergewicht/Tag (ADI-Wert) als sicher. Das bedeutet für einen Mensch mit 60 Kilogramm, dass er bedenkenlos täglich 36 Dosen (11,9 Liter) Cola light trinken könnte.

Fazit: Süßstoffe gelten in üblichen Verzehrmengen als sicher.

Menschen, die für sich entschieden haben, Süßstoffe konsequent aus ihrer Ernährung zu verbannen, haben meinen allerhöchsten Respekt! Ich mache mir bei der Häufigkeit und den geringen Mengen, die ich meinem Körper zuführe, keine Gedanken. Letztlich macht auch hier am Ende die Dosis das Gift.

In diesem Zusammenhang möchte ich dir eine unabhängige Verbraucherschutzseite empfehlen:

www.zusatzstoffe-online.de

LowCarb für alle?

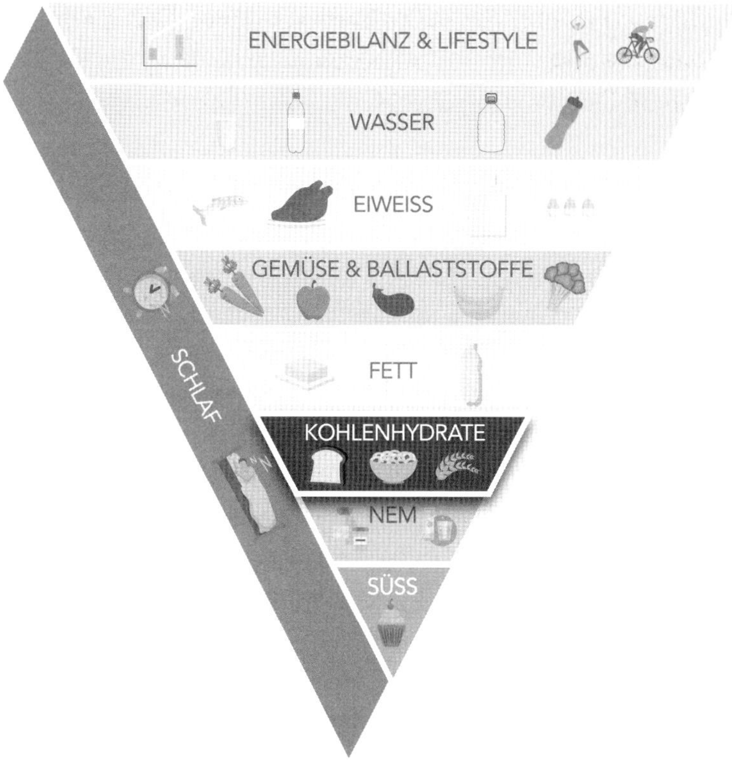

Schauen wir uns zur Beantwortung dieser Frage Kohlenhydrate mal genauer an.

Ein Gramm Kohlenhydrate liefert 4,1 Kilokalorien.

Kohlenhydratquellen sind beispielsweise: Reis, Kartoffeln, Nudeln, Brot, Brötchen, jegliche Form von Backwaren, Frühstücks-Cerealien, Süßigkeiten, Obst, Fruchtsäfte und auch Milch & Joghurt.

Milch & Joghurt?

Ja. Schau dir bitte die Nährwertangaben an. Der Nährstoff, welcher am meisten enthalten ist, bestimmt letztlich darüber in welche Nährstofffamilie ich das Lebensmittel stecke.

Hier mal ein paar Beispiele (je 100 g):

Milch 3,5 % Fett:
3,4 g Eiweiß
3,5 g Fett
4,7 g Kohlenhydrate
= Kohlenhydrat-Quelle

Milch 1,5 % Fett:
3,4 g Eiweiß
1,5 g Fett
4,9 g Kohlenhydrate
= Kohlenhydrat-Quelle

Joghurt 3,5 % Fett:
4,8 g Eiweiß
1,5 g Fett
5,3 g Kohlenhydrate
= Kohlenhydrat-Quelle

Magermilchjoghurt 0,1 % Fett:
6,9 g Eiweiß
0,1 g Fett
9,1 g Kohlenhydrate
= Kohlenhydrat-Quelle

Milch und Joghurt gehören somit ganz klar zur Nährstoff-familie der Kohlenhydrate und nicht, wie von vielen angenommen, zur Familie der Eiweiße.

Hier mal ein weiterer Vergleich und Grund, weshalb ich Magerquark empfehle:

Magerquark:
12 g Eiweiß
0,3 g Fett
3,9 g Kohlenhydrate
= Eiweiß-Quelle

Interessant in diesem Zusammenhang ist auch mal anzuschauen, zu welcher Nährstofffamilie ein 40-%-Fettquark gehört.

Quark 3,5 % Fett:
11,1 g Eiweiß
11,4 g Fett
3,2 g Kohlenhydrate
= Fett-Quelle

Ein »Fett-Quark« ist also, wenn auch nur knapp, eine Fett-Quelle. Deshalb Augen auf beim Einkauf. Werde Nahrungsmitteldetektiv und studiere sowohl die Zutatenliste als auch die Nährstoffangaben.

Kohlenhydrate dienen in erster Linie als Energielieferant für deine Muskeln. Deshalb bezeichne ich sie auch gern als unser Muskelbenzin und verteufle sie nicht grundsätzlich.

Erstens unterscheide ich zwischen schlechten und guten Kohlenhydraten.

Zweitens sollte Input zum Output passen. Wenn du Sportlerin oder Sportler bist und deinen Körper mit guten Kohlenhydraten betankst, wirst du mehr Leistung haben als ohne. Wenn sich Menschen allerdings wie Leistungstriathleten ernähren und Coachpotatoes sind, dann sind gesundheitliche Herausforderungen vorprogrammiert, was uns zu Punkt drei kommen lässt.

Drittens, wie reagiert dein Körper auf den Verzehr von Kohlenhydraten? Wie eingangs erwähnt unterteile ich hier in drei Typen.

Der Kohlenhydrat-Typ

Er reagiert insulinsensitiv. Soll heißen, dass bei ihm nur wenig Insulin nötig ist, um die Kohlenhydrate in die Zellen zu schleusen.

Setze ich einen Kohlenhydrat-Typ auf eine LowCarb-Ernährung, verlangsamt sich sein Stoffwechsel, er hat weniger Leistung und schläft oftmals schlechter. Ihm rate ich zu einer HighCarb-LowFat-Ernährung mit gern 5 – 6 Mahlzeiten. Diese Ernährungsform soll allerdings kein Freibrief für Schokolade, Chips und Kuchen oder gar Unmengen Fruchtsäfte und Energygetränke sein, da er sich sonst ganz langsam hin zum Fett-Typ entwickeln kann. Immer wieder erlebe ich es in meiner Fettkiller-Challenge, dass sich Teilnehmer – meist Frauen – mit LowCarb quälen, häufig leiden, obwohl sie

Kohlenhydrat-Typen sind.

Der Fett-Typ

Er ist insulinresistent. Soll heißen, dass er viel bis sehr, sehr viel Insulin benötigt, um die Kohlenhydrate überhaupt noch in die Zellen zu bekommen. Für ihn sind Kohlenhydrate »Gift«. Er sollte sie meiden, da er sonst schneller die Diagnose »Diabetes Typ 2« erhält, als ihm lieb ist. Wenn bei dir diese Diagnose vorliegt, bist du Fett-Typ. Dann rate ich dir zu einer NoCarb-HighFat-Ernährung mit idealerweise 2 Mahlzeiten. Gern auch 3, dann aber bitte in Kombination mit Intervallfasten. Du solltest Kohlenhydrate maximal einmal am Tag und dann am besten nach dem Sport essen.

Der Misch-Typ

Er liegt zwischen Kohlenhydrat- und Fett-Typ und sollte Kohlenhydrate nur von guter Qualität sehr maßvoll zu sich nehmen. Am besten auch nur nach dem Sport. Ihm rate ich zur klassischen LowCarb-Ernährung mit 3 Mahlzeiten.

Wie du ein weiteres Mal sehen kannst, jeder Mensch ist anders. Deshalb solltest du auch immer dann hellhörig werden, wenn »Experten« behaupten, sie hätten <u>das</u> Mittelchen oder <u>die</u> Ernährungsform für alle.

Sicherlich fragst du dich jetzt, wie du herausfinden kannst, welcher Typ du bist und wie die Bestimmung funktioniert. Bei meinen 1:1 Coachings schicke ich meine Klienten ins Labor und lasse dort einen »modifizierten Glucose-Toleranztest« durchführen. Zusätzlich werden weitere Blutparameter bestimmt. Anhand der Ergebnisse kann ich mit einer

Genauigkeit von 100 % den Typ bestimmen.
Die schlechte Nachricht: Es hat keinen Sinn, mit diesen Informationen zum Hausarzt zu gehen, er wird diese modifizierte Form des Tests nicht kennen. Es ist kein Standardverfahren. Beim klassischen Glucose-Toleranztest (oGGT) bestimmt dein Arzt nur deinen Blutzuckerspiegel vor und nach Gabe einer Zuckerlösung (60 +120 Minuten). Bei dem modifizierten Test hingegen schauen wir uns zusätzlich auch das Insulin und weitere relevante Werte, wie beispielsweise Triglyceride, LDL/HDL und Leberwerte an.

Die gute Nachricht: Im Kapitel »So geht es weiter« erfährst du, wie es möglich ist, mit einer Genauigkeit von über 90 % zu erfahren, welcher Typ du bist. Es gibt übrigens noch eine weitere gute Nachricht, denn es gibt eine Sache, die bei allen drei Typen gleich ist: Der Fettkillercode!

Wofür brauchen wir Kohlenhydrate?

Ob wir Vollkornhaferflocken, Kartoffeln, Schokolade oder Gummibärchen essen, die Endform ist immer eine Art Zucker, die mehr oder weniger zur Folge hat, dass unser Blutzuckerspiegel steigt. Dann bekommt unsere Bauchspeicheldrüse den Befehl, ein Hormon auszusenden, welches den Blutzucker wieder sinken lässt: Insulin. Und Insulin wird gern als »Masthormon« bezeichnet. Viehzüchter machen sich in der Tat die Funktion von Insulin zu Nutze, um das Vieh schneller schlachtreif werden zu lassen.

Achtung: Ich möchte keinem deutschen Bauern zu nahe treten, der einen guten Job macht, mir geht es bei diesem

Beispiel vielmehr um unwürdige Massentierhaltung. Freilaufende Rinder und Kühe fressen in der Natur Gras. In Mastbetrieben hingegen werden sie zum einen in Stallungen gesperrt – ihnen wird die Bewegung entzogen – deshalb reden wir dann auch von »Standfleisch«, und zum anderen werden sie den ganzen Tag gemästet mit einer Art Maisbrei mit Geschmacksverstärkern. Dies führt dazu, dass bei jeder Mahlzeit der Blutzuckerspiegel steigt und Insulin ausgeschüttet wird, um den Blutzuckerspiegel wieder nach unten zu drücken. Ist der Blutzuckerspiegel ganz im Keller, bekommt das Vieh wieder Heißhunger und das Spiel beginnt von vorn. Eine Art Fress-Insulin-Blutzucker-Achterbahn entsteht. Und das bei gleichzeitiger Bewegungslosigkeit. Erkennst du eine Parallele zum Ess- und Bewegungsverhalten der westlichen Bevölkerung?

Insulin blockiert den Fettstoffwechsel!

Eine Fettverbrennung ist nur eingeschränkt möglich. Also immer dann, wenn Menschen permanent Kohlenhydrate in sich reinschaufeln, ist ihr Körper nicht in der Lage gleichzeitig Fett abzubauen. Mit ein Grund für Übergewicht in unserer Gesellschaft.

Doch der Hauptgrund ist das völlig entgleiste Input-Output-Verhalten. Dazu mal ein paar interessante Zahlen. Unsere Vorfahren um 1900 aßen rund 2 Kilogramm Industriezucker im gesamten Jahr. Heute sind es 37 Kilogramm. Das heißt, der Mitteleuropäer heute verzehrt im Monat mehr als anderthalb Mal so viel Zucker wie unsere Vorfahren. Heruntergebrochen auf den Tag sind das rund 103 Gramm Zucker

im Schnitt. Input.
Ich möchte dich bitten, dir diese Zahl genau einzuprägen. Rund 100 Gramm Zucker verzehrt der Mitteleuropäer im Schnitt täglich.

Und Output?

Es sind gerade mal nur noch rund 1.000 Meter im Schnitt am Tag. Um 1900 herum, waren das noch sage und schreibe 20 Kilometer täglich.

Viele Menschen nehmen also mehr »Muskelbenzin« zu sich als sie in der Muskulatur verbrauchen. Und dies kann dazu führen, dass Kohlenhydrate irgendwann schlecht für sie sind. Es kommt nämlich ständig an den »Eingängen« zur Muskulatur zu einem Konflikt. Stell dir dazu bitte folgendes vor. Du möchtest am Wochenende mit Freunden ausgehen. Das Ziel ist eine Diskothek. Du kommst mit deiner Clique dort an, und der Laden ist voll. Er platzt aus allen Nähten. Was sagen nun die Türsteher? So etwas wie: »Ey, du kommst hier net rein!« Wie auch? Der Laden ist voll.

Und genau so ist es auch bei deiner Muskulatur. Wenn du mehr Kohlenhydrate zuführst als du verbrauchst, kann deine Muskulatur keine mehr aufnehmen. Dein Körper schiebt das Zuviel in dein Stoffwechselorgan Nummer eins, nämlich in deine Leber. Und deine Leber bastelt nun Depotfett. Depotfett für schlechte Zeiten. Schlechte Zeiten, die es heute nicht mehr gibt.

So entsteht Übergewicht.

Durch ein völlig entgleistes Input-Output-Verhalten. Also letztlich das, was immer ganz oben steht: die Kalorienbilanz.

Fett ist übrigens folgendermaßen aufgebaut. Die Basis bildet Glycerin und an das Glycerin docken drei Fettsäuren an. Deshalb auch Triglyceride.

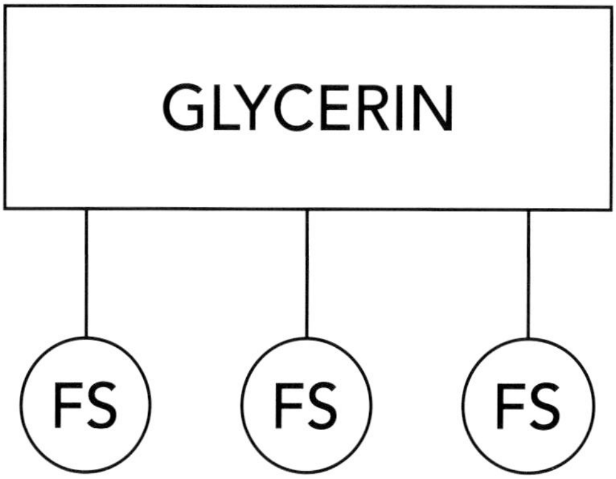

Bluthochdruck und Diabetes Typ 2

Wenn ein Mensch über Monate, Jahre oder je nach Genetik auch Jahrzehnte seinem Körper ständig mehr Kalorien und Kohlenhydrate zuführt, als er verbraucht, kann es sein, dass die »Türsteher« bekloppt werden. Sie drehen nämlich irgendwann durch. Sie sagen dann immer: »Ey, du kommst hier net rein!« Auch und obwohl der Laden leer ist. Die Schallplatte hängt.

Auf den menschlichen Körper bezogen bedeutet dies, der Zucker sthet vor der Zelle und kommt nicht mehr rein. Dann reden wir von einer Insulinresistenz. Von Diabetes mellitus Typ 2.

Typ 1 Diabetiker können nichts für ihre Erkrankung. Ihre Bauchspeicheldrüse arbeitet nicht mehr. Ursache hierfür ist in fast allen Fällen eine Autoimmunreaktion.

Beim Typ 2 Diabetiker ist das anders. Wissenschaftler und Ärzte sagen heute, dass nahezu 100 % aller Typ-2-Diabetes-Erkrankungen hausgemacht sind. Früher haben wir noch von »Alterszucker« oder »Altersdiabetes« gesprochen, heute reden wir eher von »Wohlstandsdiabetes«, da auch immer mehr junge Menschen betroffen sind.

Es gibt derzeit rund 8 Millionen bestätigte Fälle in Deutschland und eine Dunkelziffer von weiteren 4 Millionen. Bis 2025, so sagen Experten, soll jeder Vierte in Deutschland an Diabetes Typ 2 erkrankt sein. Meine Erfahrung aus jahrelanger Arbeit hat mir immer und immer wieder gezeigt, dass kaum ein Diabetiker sich der Gefahren seiner Erkrankung bewusst ist. Sie nehmen ihre Medikamente und denken, alles sei okay.

Falls du Typ-2-Diabetiker bist, lies bitte weiter, auch wenn es womöglich gleich weh tut. Vielleicht hat dir noch nie jemand das gesagt, was du im folgenden Abschnitt erfährst? Eine Sache vorweg: Du hast es in der Hand! Es ist noch nicht zu spät, deine Situation zu verbessern.

Solltest du kein Typ-2-Diabetiker sein, jedoch in deinem Freundes- oder Familienkreis einen Diabetiker kennen, der dir am Herzen liegt, empfiehl ihm bitte dieses Buch!

Ich möchte mal einen Stoffwechselweg aufzeigen, der ein Hinweis dafür sein könnte, dass der Mensch auf dem direkten Weg in Richtung Diabetes Typ 2 unterwegs ist.

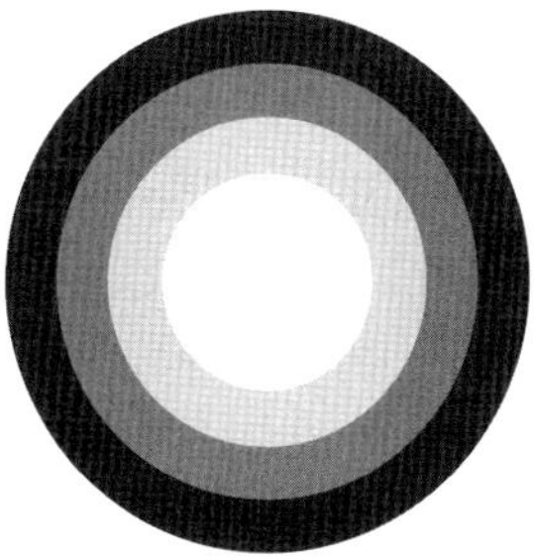

Dazu möchte ich mir mit dir unsere Blutgefäße anschauen. Unsere Blutgefäße bestehen aus drei Schichten. Der äußeren Schicht, der mittleren Schicht und der inneren Schicht.

Insulin ist übrigens grundsätzlich kein schlechtes Hormon. Wir brauchen Insulin für verschiedene Schlüsselvorgänge in unserem Körper und auch für Wachstumsprozesse. Ist Insulin allerdings permanent in hohem Maße in unserem Körper präsent, wirkt es beispielsweise aufbauend, also mit Wachstum auf unsere inneren Blutgefäße.

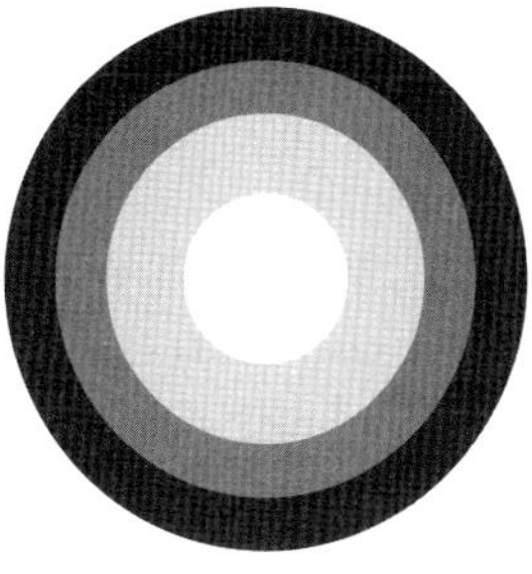

Diese können dummerweise nicht nach außen, sondern nur nach innen wachsen.

Das Resultat: Sie verjüngen sich mit der Zeit. Der Durchmesser wird immer kleiner.

Was passiert nun mit unserem Blutdruck? Geht er runter oder hoch? Er geht hoch. Und Bluthochdruck ist das erste Indiz dafür, dass mit unserem Körper etwas nicht stimmt. Es ist ein ernst zu nehmendes Warnsignal.
Bloß, was machen hier die meisten Menschen? Sie gehen zum Arzt und lassen sich Tabletten verschreiben. Diese Tabletten werden im Volksmund auch Betablocker genannt. Ich behaupte, dass Betablocker die Menschen auf die Couch blocken. Sie lassen sie nicht aus dem Bett springen und sagen: »Bevor ich Tabletten nehme, ändere ich lieber meine Ernährungsweise und geh trainieren.«

Das wären an dieser Stelle nämlich die sinnvollsten Maßnahmen. Insbesondere Krafttraining. Ein Ganzkörpertraining nach dem Push-Pull-Prinzip.

In diesem Zusammenhang möchte ich eine Nahrungsergänzung empfehlen: L-Arginin (siehe auch Kapitel »Nahrungsergänzungsmittel (NEM) – Sinn oder Unsinn?«). L-Arginin ist eine Aminosäure, also ein Eiweißbaustein, der durchblutungsfördernd wirkt. Er stellt die Gefäße weit. Wenn ein Mensch mit Bluthochdruck diese Aminosäure vor dem Krafttraining einnimmt, stellen sich seine Gefäße weit, und der Blutdruck kann sinken.

> **Tipp:** Führe möglichst häufig das zuvor beschriebene Krafttraining durch. Auch wenn du keinen Bluthochdruck hast.

Warum?

Wenn du möglichst viele Muskeln in dein Training mit einbeziehst, werden viele Muskeln angezapft. Sie teilentleeren sich und »dürfen« sich danach wieder füllen. Je öfter, desto besser. Die Türsteher haben etwas zu tun. Es ist ein ständiges Kommen und Gehen. Deine Muskeln lernen wieder, Kohlenhydrate aufzunehmen.

Achtung: Setz bitte nie eigenständig Medikamente ab! Besprich das immer mit deinem Arzt oder Diabetologen. Teste, falls du Blutdrucksenker nimmst, häufiger als sonst deinen Blutdruck. Möglicherweise kannst du – in Absprache mit deinem Arzt – nach kurzer Zeit deine Medikamente reduzieren oder komplett absetzen.

Hinweis: Das Bluthochdruck-Beispiel ist medizinisch nicht 100 % korrekt. Es soll dem besseren Verständnis dienen. Ich schrieb einleitend, dass ich einen Stoffwechselweg beschreiben möchte. Demzufolge gibt es weitere und es ist – wie soll es auch anders sein – nicht auf jeden Menschen übertragbar. Es gibt auch sportlich-schlanke Menschen, die Bluthochruck entwickeln. Ursache hier sind häufig genetische Faktoren, also die Erblast.

Ein anderer Faktor für Bluthochdruck ist Dauerstress. Stress erhöht den Adrenalinspiegel, was zur Folge hat, dass die Gefäße enger gestellt werden und sich dadurch der Muskeltonus der glatten Muskelzellen in der Gefäßwand erhöht. Empfehlenswert ist in allen Fällen Sport.

Anfangs Herzkreislauf- und Kraft-Ausdauertraining, später dann zunehmend das zuvor beschriebene Krafttraining. Auch das Beispiel mit den »Betablockern« dient nur dem besseren Verständnis. In der Praxis sind Betablocker nicht immer die erste Wahl des Arztes. Es gibt unzählige Medikamente, wie ACE-Hemmer, Calciumantagonisten oder Sartane. Selbst bei den Betablockern gibt es große Unterschiede. Viele Ärzte verschreiben heute sogenannte kardioselektive Betablocker.

Meist nehmen Menschen die Diagnose Bluthochdruck allerdings für gegeben, schlucken Tabletten und machen kein Krafttraining. Die Medikamente blocken sie auf die Couch, die Bauchspeicheldrüse muss immer mehr Insulin produzieren, um den Zucker noch in die Zellen zu bekommen.

Irgendwann gibt es dann das nächste Medikament: beispielsweise Metformin. Metformin stellt für eine Zeit lang die Insulinsensitivität wieder her. Doch auch das ist irgendwann erschöpft. Dann spätestens heißt es, synthetisches Insulin zuspritzen. Währenddessen werden die Blutgefäße immer enger. Mitunter muss das Blutdruckmedikament nochmal hoch geregelt werden, und irgendwann kommt es dann zum GAU. Die Gefäße gehen zu.

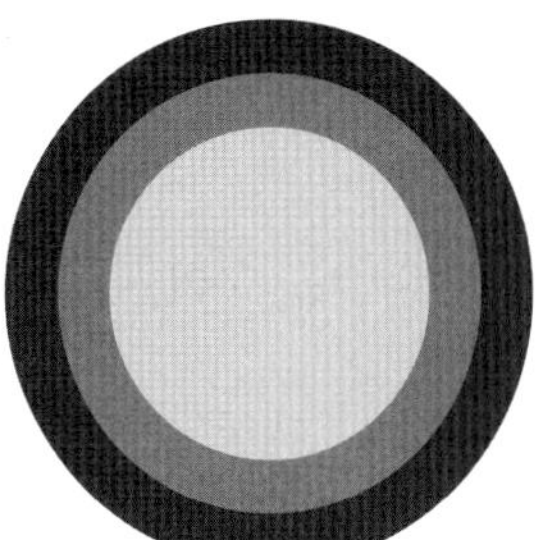

Und dann kommt es zu Folgeerkrankungen.

Folgeerkrankungen, die vielen Diabetikern nicht bewusst sind. Ich möchte mal ein paar aufzählen. Wusstest du, dass beispielsweise alle 90 Minuten ein Diabetiker in Deutschland erblindet?

Alle 60 Minuten kommt es zur Dialysepflicht, das heißt die Nieren versagen. Die Nieren versagen aufgrund des Konsums von zu viel Zucker? Es gibt doch einen anderen Nährstoff, dem immer nachgesagt wird, er sei so schädlich für die Nieren, nämlich Eiweiß. Ein Mythos, der sich in vielen Köpfen festgefressen hat. Nicht Eiweiß schädigt die Nieren, sondern Zucker! Über 60 % aller Niereninsuffizienzen sind darauf zurückzuführen, dass der Patient zu viel Zucker gegessen hat. Zucker macht die Nieren kaputt, nicht das »böse« Eiweiß. Wenn du dir eine Sache zum Thema Nierenschädigung merken möchtest, dann folgende: Der Nierenkiller Nummer 1 ist Bluthochdruck. Bluthochdruck macht auf Dauer die Nieren kaputt!

Alle 19 Minuten kommt es zum Herzinfarkt.

Ebenfalls alle 19 Minuten zu einer Amputation. Fingerspitzen, Fußzehen, Füße, Unterschenkel müssen amputiert werden, weil die Durchblutung nicht mehr stattfindet, sie sterben ab.

Und alle 12 Minuten kommt es zu einem Schlaganfall.

Die Weltgesundheitsorganisation WHO schreibt dem Diabetes Typ 2 alle 8 Sekunden weltweit einen Todesfall zu. Und, sie haben statistisch gesehen auch ein 25 % höheres Risiko, an Krebs zu erkranken.

Jetzt mal Schluss mit den schlechten Nachrichten, kommen wir zu den guten: Es müsste nicht sein! Es gibt inzwischen etliche Studien, die das belegen. Ich möchte mal eine britische Studie aus dem Jahr 2011 zitieren. Dort waren Diabetiker innerhalb 8 Wochen »geheilt«. Sie mussten keine Medikamente mehr nehmen. Vielleicht fragst du dich, wie sie das geschafft haben? Sie haben 8 Wochen, stark unterkalorisch gegessen, nämlich nur 600 Kilokalorien. Und das ist eine harte Nummer! Das erfordert ein Höchstmaß an Disziplin.

Vor 10 Jahren noch, hätte ich gesagt: »Iss auf gar keinen Fall über einen solch langen Zeitraum so wenig, dein Stoffwechsel schläft ein.« Heute weiß ich nicht nur, dass das Quatsch ist, sondern auch, dass es vielen Menschen mal gut tun würde zu Fasten. Ich habe mich in den vergangenen Jahren intensiv mit dem Thema Fasten beschäftigt, und wenn du Diabetiker Typ 2 bist, solltest du das auch tun.

Ich empfehle dir beispielsweise die 16/8-Methode. Auch »Intermittent Fasting«, zu deutsch »Intervallfasten« genannt. 16/8 bedeutet, du nimmst innerhalb 8 Stunden deine gesamte Nahrung auf und lässt dann für 16 Stunden deine Organe in Ruhe. Du gönnst ihnen eine Pause. So könnte es dir zum einen gelingen, weniger Gesamtkalorien aufzunehmen und zum anderen aktivierst du so deine Selbstheilungskräfte.

Diese Kombination hätte zur Folge, dass du Leberfett abbaust und sich deine Blutwerte verbessern. Mehr dazu übrigens in meinem Buch oder Hörbuch »Fabelhaft fit & schlank mit der 8-Diamanten-Strategie«.

Doch wie bei allem eignet sich diese Methode nicht bei jedem Ernährungstyp. Für den Kohlenhydrat-Typ ist diese Methode nicht unbedingt empfehlenswert. Eigentlich. Theoretisch, denn ich bin Kohlenhydrat-Typ und praktiziere sie dennoch. Ich komme super klar damit und schaffe es so, meine Energiebilanz in Schach zu halten.

Zurück zur Studie aus Großbritannien. Selbst drei Monate nach der Fastenphase waren alle Probanden frei von jeglicher Medikamenteneinnahme. Für sie galt allerdings ab sofort eines: Kohlenhydrate runter. Insbesondere Zucker. Und genau das möchte ich auch dir empfehlen. Gleich welcher Ernährungstyp du bist. Zucker runter!

Warum klären wir im nächsten Kapitel.

Fruktose

Auf verpackten Nahrungsmitteln findest du eine Zutatenliste. Das ist vom Gesetzgeber so vorgeschrieben. In absteigender Reihenfolge kannst du dann erkennen, welche Zutat zugesetzt ist. Nicht selten liest du dort Wörter, die auf »ose« enden, wie Glukose, Laktose, Galaktose, Maltose, Dextrose oder Fruktose. Dies sind alles Bezeichnungen für unterschiedliche Zuckerarten. Letztere Zuckerart, nämlich Fruktose möchte ich mir mit dir mal genauer anschauen.

Fruktose oder auch Fruchtzucker hat zwei Besonderheiten:

1. Fruktose wird insulinunabhängig verstoffwechselt. Eine Insulinausschüttung bleibt aus. Auf den ersten Blick »vorteilhaft« für Diabetiker. Kennst du noch Diabetiker-Abteilungen im Supermarkt? Sie sind inzwischen verschwunden, weil die Produkte dort Fruktose enthielten. Da die Diabetiker so Unmengen Fruktose zu sich nahmen, sind sie über Besonderheit Nummer 2 »gestolpert«.

2. Fruktose wird nahezu ausschließlich in der Leber verstoffwechselt. Und hier gibt es Grenzen, die zwischen 30 und 80 Gramm täglich liegen. Ungefähr. Wenn sich ein Mensch im Kalorienüberschuss ernährt, sind es ca. 30 Gramm. Wenn er recht ausgewogen isst, liegt die Grenze bei ungefähr 50 Gramm, und bei einem Kaloriendefizit können es auch rund 80 Gramm sein. Diese Angaben sind Circa-Angaben, denn einmal darfst du raten: Menschen sind unterschiedlich. Nehmen wir mal als Beispiel die 30 Gramm. Isst ein Mensch täglich mehr als 30 Gramm Fruktose, bastelt seine Leber aus dem Zuviel Fett und speichert dieses Fett in der Leber. Eine sogenannte nicht-alkoholische Fettleber entsteht.

Vielleicht fragst du dich nun direkt: »Und was ist mit Obst?«

Hier kann ich entwarnen. Es wird dir kaum gelingen, durch Obstverzehr eine Fettleber zu entwickeln. Nehmen wir als Beispiel mal eine sehr fruktosereiche Frucht, wie die Weintraube. Du müsstest von ihr täglich und dauerhaft mehr als 400 Gramm essen, um im Überschuss zu sein.

Alternativ müsstest du täglich mehr als 750 Gramm Bananen oder über 1 Kilogramm Äpfel essen. Und das täglich. Dauerhaft.

Obst ist nicht die Herausforderung.

Wo die Herausforderung genau liegt, möchte ich mit dir nun ergründen.

Lass uns dazu mal die vier verschiedenen Treibstoffarten der Kohlenhydrate anschauen:

1. Die Einfachzucker (Monosaccharide)
2. Die Zweifachzucker (Disaccharide)
3. Die Mehrfachzucker (Oligosaccharide)
4. Die Vielfachzucker (Polysaccharide)

Frage: Zu welcher Treibstoffart gehört Zucker (Saccharose)? Der Zucker, von dem die ganze Zeit die Rede ist. Dem Zucker, den wir in unseren Breitengraden aus der Zuckerrübe gewinnen.

Ist er ein Einfachzucker? Ein Zweifachzucker? Ein Mehrfachzucker? Oder ein Vielfachzucker?

Trommelwirbel ... – er ist ein Disaccharid, also ein Zweifachzucker.

Und wie setzt er sich zusammen?

50 % sind Glukose, also Traubenzucker.

Und die weiteren 50 %?

Einmal darfst du raten: aus Fruktose!

Und genau hier liegt das Problem. Immer dann, wenn du Zucker isst, lieferst du deiner Leber Fruktose.

Erinnerst du dich, wie viel Zucker der Mitteleuropäer im Schnitt am Tag verzehrt? Es sind 103 Gramm. 51,5 Gramm Glukose und weitere 51,5 Gramm Fruktose. Erinnerst du dich auch noch daran, wie viel Fruktose deine Leber täglich verstoffwechseln kann? In den meisten Fällen nur ca. 30 Gramm.

Finde den Fehler.

Beispiel: In einem Liter Cola stecken 106 Gramm Zucker. 53 Gramm Glukose und weitere 53 Gramm Fruktose. Wenn heute ein Jugendlicher jeden Tag einen Liter Cola trinkt – das schafft er – dann führt er seiner Leber mehr Fruktose zu, als sie verarbeiten kann. Und dabei lassen wir mal völlig außer Acht, dass er morgens ein gesundgeglaubtes Actimel trinkt, zwischendurch Fruchtzwerge löffelt, überall Ketchup drüber macht oder noch Fruchtsäfte oder Energydrinks zu sich nimmt. Dies ist der Grund dafür, weshalb es immer häufiger heißt: Diagnose: »Nichtalkoholische Fettleber« bei Jugendlichen. Sie haben in ihrem Leben noch nie Alkohol getrunken und dennoch schon eine Fettleber.

Und jetzt noch etwas zum Grübeln.

Zu meiner aktiven Zeit als Triathlet war ich einmal im Jahr auf Mallorca im Radtrainingslager. Dort gibt es spezielle Hotels, die sich auf Triathleten einstellen. In diesen Hotelanlagen findest du beheizte Pools in 25 oder sogar 50 Meter Länge. Und auch die Küche stellt sich auf Ausdauerathleten ein. Wenn du dort morgens in den Frühstücksraum kommst, wirst du von Backwaren erschlagen. Berge von verschiedenen Brotsorten. Berge von süßen Stückchen. Berge an Keksen und Trockenfrüchten. Ich nehme mich hier nicht aus, auch ich habe zugeschlagen. Schließlich hat mein Herzfrequenzmesser abends nicht selten einen Verbrach von knapp 10.000 Kilokalorien angezeigt.

Doch auch die Leber eines Sportlers ist, selbst wenn er in einem starken Kaloriendefizit unterwegs ist, bedingt in der Lage, Fruktose zu verarbeiten. Es kommt nicht selten vor, dass ich Sportler in meinen 1:1 Coachings habe, deren Blutwerte auf eine Fettleber schließen lassen, obwohl sie schlank sind und keinen Tropfen Alkohol trinken. Auch sie sollten die Kohlenhydratqualität beachten.

Genau deshalb möchte ich an dieser Stelle auf einen wichtigen Punkt hinweisen, der für alle drei Ernährungstypen gleichermaßen gilt: Achte auf gute Kohlenhydrate und reduzieren den Konsum von Zucker auf ein absolutes Minimum.

Hier meine Top 3 Kohlenhydratquellen, die ich dir empfehlen möchte: Haferflocken, Kartoffeln und Reis.

Platz eins geht ganz klar an Haferflocken. Haferflocken enthalten Beta Glucan. Beta Glucan senkt den Cholesterinspiegel, stabilisiert den Blutzuckerspiegel und ist gut für den Darm. Darüber hinaus enthalten Haferflocken Kieselsäure. Diese wiederum ist gut für sämtliche kollagenen Fasern, sprich für ein stabiles Bindegewebe.

Dann kommen Kartoffeln und Reis. Reis für Menschen, die zunehmen möchten und Kartoffeln für die, die abnehmen wollen. Wie bitte? Kartoffeln? Ja, die Kartoffel ist besser als ihr Ruf. Ich rede hier allerdings von einer Folien-, Pell- oder Salzkartoffel und nicht davon, wie sie weiterverarbeitet wird.

Sie besteht zu 80 % aus Wasser, 16 % Stärke und 2 % hochwertigem Eiweiß. Sie hat somit eine niedrige Energiedichte.

Beispiel: Ein Beutel Reis mit 125 Gramm, liefert ungefähr die gleiche Menge Energie, wie 600 Gramm Kartoffeln. Überlege mal, was hast du schneller gegessen? Einen Beutel Reis oder 600 Gramm Kartoffeln?

Und Nudeln?

Nudeln empfehle ich nur bedingt. Der Grund liegt im Weizen. Genaugenommen am Gluten im Weizen.

Inzwischen gibt es zum Thema Weizen und Gluten viele Bücher, wie zum Beispiel »Die Weizenwampe«. Der Autor William Davis erklärt, dass der Weizen heute nichts mehr mit dem Weizen zu tun hat, den unsere Eltern oder Großeltern noch verzehrten. Er sei inzwischen gentechnisch verändert und würde kürzer gezüchtet. Diese Kreuzzüchtungen haben den Weizen verändert, sodass er widerstandfähiger gegen Fraßfeinde und schneller erntefähig ist. Letztlich geht es den »Herstellern« um Gewinnoptimierung. Und das Ganze, so Davis, zum Leidwesen der menschlichen Gesundheit, denn der »neue Weizen« liefert auch Lektine, die unseren Darm schwächen. Das menschliche Verdauungssystem hat sich dem neuen Weizen noch nicht angepasst. Dies wiederum führe letztlich dazu, dass es zu Zöliakie, Darmblutungen und Leaky Gut kommen kann.

Leaky Gut beschreibt die Theorie vom löchrigen Darm. Die Studienlage hierzu ist noch recht dünn. Unsere Darmschleimhautbarriere kannst du dir vorstellen wie ein feines Netz (Tight-Junction). Wird dieses »Netz« grobmaschiger – ich übertreibe jetzt mal – tritt der »Verdauungsbrei« aus deinem Darm aus und gelangt in Regionen, in denen er normalerweise nichts verloren hat. Dein Körper bekommt einen Schrecken, bildet Antikörper, die letztlich Autoimmunerkrankungen wie Morbus Crohn, Hashimoto und Rheuma auslösen können. Natürlich gerät kein Verdauungsbrei in den Bauchraum! Dies hätte nämlich eine Bauchfellentzündung zur Folge, die eine lebensbedrohliche Situation darstellen würde. Eine sofortige Operation wäre hier erforderlich. Die von mir beschriebenen Vorgänge betreffen immer die Schleimhaut des Darmes und auch hier werden Autoimmunprozesse angestoßen.

So weit so gut. Oder auch schlecht.

Wenn du die Seriosität des Buches hinterfragst, wirst du auch Negatives lesen. Der Autor betreibe sogenanntes Cherry-Picking. Er suche sich nur die Studien heraus, die seine These untermauern. Tja, das tun viele. Und, er lässt Informationen weg. Er lässt zum Beispiel weg, dass auch übermäßiger Alkoholkonsum, Stress und sogar hochintensives Training vorübergehend Leaky Gut verursachen kann. Er schiebt alles auf den Weizen, um die Leser zu sensibilisieren. Doch ist das schlimm?

Ist das verwerflich, wenn es am Ende dazu führt, dass Menschen ihr Darmproblem in den Griff bekommen?

Bei mir schlagen bei dieser Frage zwei Herzen in meiner Brust, und da ich ja versprochen habe, in diesem Buch ehrlich zu sein, möchte ich erklären, weshalb. Auch ich lasse bewusst Informationen weg, um nicht zu verwirren. Wenn ich beispielsweise erklären würde, dass Haferflocken eine niedrigere Insulinreaktion haben als Hähnchenbrustfilet, wären manche Leser erstaunt. Vielleicht jetzt auch du? »Wie bitte? Hähnchenbrust ist doch eine Eiweißquelle und liefert null Kohlenhydrate.« »Ich dachte immer, dass nur Kohlenhydrate Insulin auslösen?« Verwirrung pur.

Das Thema Ernährung ist komplex, und ich habe den Anspruch, dieses komplexe Thema so herunterzubrechen, dass es bildhaft, verständlich und zielführend ist. Deshalb lasse ich bewusst manche Informationen weg.

GENIAL. EHRLICH. VERSTÄNDLICH.

Vielleicht fragst du dich, weshalb ich ein solch großes Fass aufmache, denn es ging ja ursprünglich nur um die Frage, weshalb ich Nudeln bedingt empfehle. Lass es mich erklären. Bücher sind Theorie. Die Praxis sieht oft anders aus. Meine Erfahrung aus über 1.000 Coachings und mehr als 600 Workshops und Vorträgen ist die folgende.

Immer dann, wenn ich Teilnehmern mit Darmproblemen empfohlen habe, Weizen oder besser gleich Gluten für 4 Wochen konsequent zu meiden, dann bekomme ich in der Regel wenige Tage später eine Dankesnachricht der betroffenen Personen.

Und solche Nachrichten machen mich glücklich!

Ich empfehle sogar das Buch »Die Weizenwampe«. Jedoch immer mit dem Hinweis, dass ein Mensch ohne Darmprobleme sich nicht zwangsläufig glutenfrei zu ernähren braucht.

Was bedeutet das jetzt für dich?

Wenn du kein Problem mit deinem Darm hast, nichts. Falls du einen Menschen in deinem Umfeld hast, den es betrifft, dann empfiehl ihm bitte dieses Buch.

Solltest du ein Thema mit deinem Darm haben, dann probiere es aus. Lass mal nach dem Ausschlussverfahren für die nächsten 4 Wochen konsequent den Weizen oder besser alle glutenhaltigen Lebensmittel aus deiner Ernährung verschwinden. Vielleicht bekomme ich ja auch von dir in Kürze eine Erfolgsnachricht?

Schlussfazit Kohlenhydrate: Achte – gleich welcher Ernährungstyp du bist – auf gute Kohlenhydrate und meide Zucker wie die Pest.

Gut, das mit der Pest ist jetzt vielleicht etwas übertrieben, doch ich möchte mit aller Deutlichkeit ausdrücken, dass du Zucker möglichst komplett aus deiner Ernährung verbannen solltest.

Bist du in diesem Zusammenhang bereit für ein gedankliches Experiment? Und weißt du noch, wie viel Zucker der Mitteleuropäer im Schnitt am Tag isst? Es sind rund 100 Gramm. Ich schlage nun vor, dass wir diese 100 Gramm Zucker bildhaft aus deiner Ernährung verschwinden lassen und durch einen anderen Nährstoff ersetzen. Und zwar den Nährstoff, aus dem Traumkörper sind. Den Nährstoff, der am längsten sättigt und den Nährstoff, der die Fettverbrennung möglich macht, nämlich: Eiweiß.

Eiweiß – der Baustoff allen Lebens

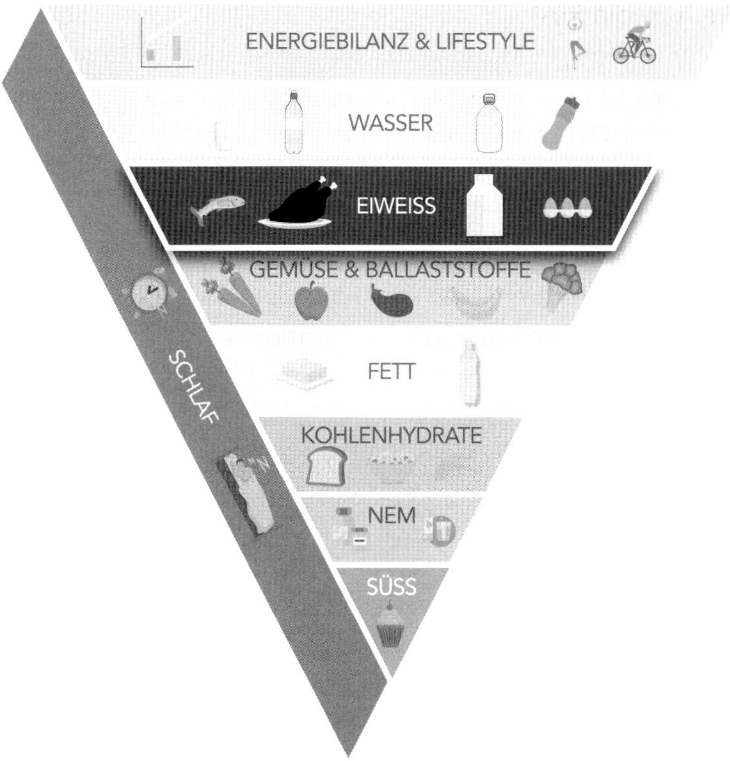

Eiweiß liefert, wie Kohlenhydrate ebenfalls 4,1 Kilokalorien je Gramm. Wenn du also 410 Kilokalorien (100 g x 4,1) in Form von Zucker weniger und 410 Kilokalorien in Form von Eiweiß mehr isst, verändert sich deine Kalorienzufuhr mathematisch gesehen nicht. Angenommen dein Körpergewicht war in den vergangenen Wochen und Monaten unverändert, dann dürfte es sich theoretisch, mathematisch auch nach dieser Umstellung nicht verändern.

Doch wie wird das in der Praxis aussehen? Du wirst abnehmen. Weshalb, möchte ich dir erklären. Dazu noch mal kurz zur Erinnerung. Kohlenhydrate dienen als Energielieferanten für deine Muskulatur. Sie geben deiner Muskulatur Energie. Eiweiß hingegen ist der Baustoff für deine Muskeln. Muskeln bestehen aus Eiweiß. Wie auch deine Haut, Haare und Nägel. Deshalb ist Eiweiß auch der Baustoff, aus dem Traumkörper sind. Was macht denn einen Traumkörper aus? Schöne Haare, tolle Haut, feste Fingernägel und eine knackige Figur. Und wenn wir uns so eine knackige Figur mal anschauen, so einen Knack-Popo. Woraus besteht er? Oder anders ausgedrückt, welche Körpersubstanz kann einen Knack-Popo abbilden? Ihn formen? Sind es die Knochen? Ist es das Fettgewebe? Oder sind es die Muskeln?

Ganz klar, es sind die Muskeln.

Eiweiß hat den höchsten Sättigungseffekt, weil es langsamer verdaut wird, als alle anderen Nährstoffe. Dazu mal ein paar Beispiele. Du isst einen Grießbrei. Grießbrei besteht in erster Linie aus Kohlenhydraten. Er ist nach ca. 15 Minuten durch deinen Magen durch und gibt dir Energie. Ein Hühnervollei hat im Vergleich dazu eine Verweildauer in deinem Magen von bis zu 6 Stunden. Ein fetter Hering sogar bis zu 12 Stunden. Eiweiß hat die längste Verdauungszeit.

Und bei dieser langen Verdauungszeit gehen bis zu 30 % der zugeführten Energie, bei der Verdauung, bei der Verstoffwechslung verloren. Das heißt, von den ursprünglich 410 Kilokalorien aus unserem gedanklichen Experiment kommen nur rund 300 Kilokalorien an.

Oder anders ausgedrückt, durch diese Umstellung spart dein Körper rund 100 Kilokalorien täglich ein, was theoretisch dazu führen kann, dass du innerhalb von 10 Wochen ein reines Kilo Fett verlierst. Nur durch diese Umstellung. Nochmal, Eiweiß ist ein Baustoff und wird ganz anders aufgenommen.

Eiweiß dient auch als Baustoff für nahezu alle Hormone und Enzyme deines Körpers. Auch hierzu mal zwei Beispiele. Zunächst das Gegenspielerhormon von Insulin: Glucagon.

Glucagon

Ganz kurz zur Erinnerung: Insulin lässt deinen Blutzuckerspiegel sinken. Es ist übrigens das einzige Hormon deines Körpers, welches dazu in der Lage ist. Was macht demnach das Gegenspielerhormon Glucagon mit deinem Blutzuckerspiegel? Es lässt ihn steigen. Und genau das ist der Grund dafür, weshalb Teil II des Fettkiller-Codes mit folgenden Worten beginnt: »Gib jeder Mahlzeit eine Eiweißquelle!« Mach dir immer Gedanken, was ist die Eiweißquelle? Bei jeder Mahlzeit.

Weshalb? Zum einen, aufgrund des Sättigungseffektes. Und zum anderen ein Beispiel: du isst eine Banane.

Sie gehört zur Familie der Kohlenhydrate. Je nach Reifegrad lässt sie deinen Blutzuckerspiegel mehr oder weniger steigen. Deine Bauchspeicheldrüse bekommt daraufhin den Befehl Insulin auszuschütten, um deinen Blutzuckerspiegel wieder nach unten zu regulieren.

Sackt dein Blutzuckerspiegel in den Keller, wirst du Heißhunger bekommen. Kombinierst du die Banane allerdings mit einer Eiweißquelle, wird auch Glucagon produziert, welches den Blutzuckerspiegel hebt. Beide Hormone gleichzeitig halten wie eine Waage deinen Blutzuckerspiegel stabil. Somit umgehst du Blutzuckerabstürze, Mittagstiefs und Suppenkomas. Und, Heißhungerattacken werden weniger oder bleiben aus. Wenn du häufiger mit Mittagstiefs zu kämpfen hast, erinnere dich doch mal an deine letzte Mahlzeit. Kann es sein, dass du schlechte oder insgesamt zu viele Kohlenhydrate gegessen hast? Und im Umkehrschluss viel zu wenig Eiweiß? Künftig etwas weniger Kohlenhydrate und dafür mehr Eiweiß, und es kann sein, dass Mittagstiefs Geschichte sind und du klarer, fitter und leistungsfähiger bist.

Jetzt haben wir durch diese Umstellung drei Vorteile.
Zusammengefasst:

1. Eiweiß hat die längste Verdauungszeit. Dadurch bist du länger satt und nimmst mit größter Wahrscheinlichkeit weniger Gesamtkalorien auf.

2. Bis zu 30 % der zugeführten Energie aus Eiweiß geht bei der Verdauung, bei der Verstoffwechselung verloren. Sie kommen nie an.

3. Heißhungerattacken bleiben, durch die blutzuckerstabilisierende Wirkung von Glucagon aus oder werden weniger.

Dummerweise ist meine Erfahrung aus mehr als 1.000 Coachings, dass 7 von 10 Frauen und inzwischen auch 5 von 10 Männern zu wenig Eiweiß essen. Und dann kann auch der Fettstoffwechsel nicht auf Hochtouren laufen. Was es damit auf sich hat, möchte ich dir an der Enzymgruppe Lipasen verdeutlichen. Lipasen sind fettabbauende Enzyme.

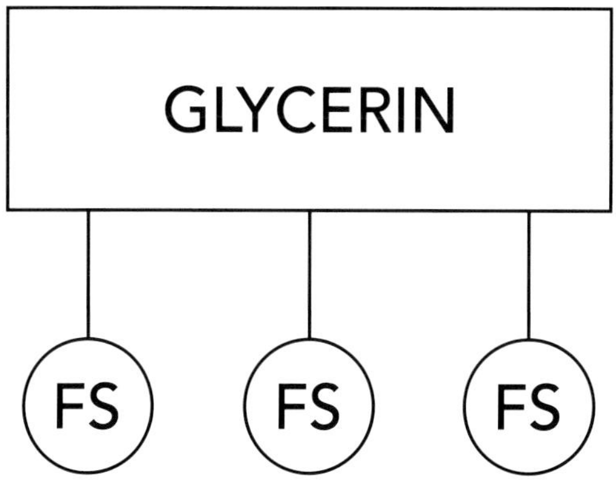

Noch mal zur Erinnerung. Fett besteht aus einem Teil Glycerin und drei Fettsäuren.

Die drei Fettsäuren sind mit dem Glycerin fest verbunden. Dein Körper kann die Fettsäuren, solange sie mit dem Glycerin verbunden sind, nicht verbrennen.

Und genau hier kommen die Lipasen ins Spiel. Du kannst sie dir vorstellen wie Schneidewerkzeuge. Sie trennen die Fettsäuren vom Glycerin ab, denn erst so ist dein Körper in der Lage, das Fett abzutransportieren.

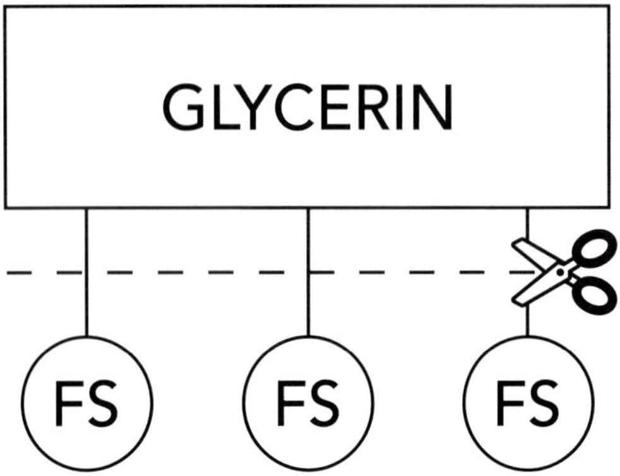

Die Fettsäuren werden in die kleinsten Kraftwerke der Zelle – die Mitochondrien – geschleust und letztlich verbraucht.

Isst du zu wenig Eiweiß, kann dieser Prozess nur eingeschränkt stattfinden.

Deshalb lautet Fettkiller-Code Teil II:

»Gibt jeder Mahlzeit eine Eiweißquelle,
sodass du als Frau auf 1,5 Gramm und als
Mann auf 2,0 Gramm Eiweiß je Kilogramm
Körpergewicht und Tag kommst.«

Falls du dich vegan ernährst, solltest du weitere 20 % hinzurechnen, da pflanzliche Eiweißquellen eine geringere biologische Verwertbarkeit aufweisen, als tierische.

So viel Eiweiß? Was sagen denn da die Nieren?

Dass Eiweiß die Nieren schädigen soll, ist ein Mythos. Wie es ein Mythos ist, dass Eier schlecht für den Cholesterinspiegel sind. Beides Quatsch. Isst du mehr Eiweiß, passen sich die gesunden Nieren einfach der höheren Filtration an. Das weiß sogar die konservative staatliche Deutsche Gesellschaft für Ernährung (DGE), denn auch sie sagt, dass 2,0 Gramm Eiweiß je Kilogramm Körpergewicht und Tag völlig unbedenklich sind. Menschen, deren Nieren geschädigt sind, sollten insbesondere auf hochqualitative Quellen achten, da auch ihr Körper Eiweiß braucht.

Apropos Qualität.

Achte bitte, insbesondere bei tierischen Eiweißquellen, wie Fleisch und Fisch, auf besonders gute Qualität. Nicht nur deiner Gesundheit wegen, sondern auch, um ein klares Zeichen in Sachen Tierschutz zu setzen. Es gibt nämlich einen Unterschied, ob du dein Hähnchenbrustfilet vom Bio-Bauernhof oder beim Discounter aus der Massentierhaltung für 4,99 Euro/Kilo kaufst. Du nimmst mit größter Wahrscheinlichkeit durch billiges Fleisch Begleitstoffe in deinem Körper auf, die du dort nicht haben möchtest. Meide insbesondere weiterverarbeitete Fleisch- und Wurstwaren, denn sie lassen Entzündungen in deinem Körper steigen und begünstigen aktueller Studienlage zu folge Herz-Kreislauferkrankungen. Hochwertiges Fleisch aus artgerechter Haltung hingegen nicht. Deshalb lebe ich seit Jahren nach dem Motto: »Lieber halb so oft, dafür doppelt so gut.«, denn gutes Fleisch und auch Fisch ist meist mehr als doppelt so teuer.

Eiweiß ist essentiell für deinen Körper. Isst du zu wenig, nutzt du die zuvor beschriebenen Vorteile nicht und bist mit größter Wahrscheinlichkeit infektanfälliger, da dein Immunsystem zu 1,5 Kilogramm aus Eiweiß besteht.

Eiweiß ist nicht gleich Eiweiß

Dein Körper spaltet Eiweiß bei der Verdauung in kleine Bausteine, die sich Aminosäuren nennen. 9 sind essentiell und eine weitere semi-essentiell. Das heißt, dein Körper kann sie nur bedingt, beziehungsweise gar nicht herstellen. Er ist auf die Zufuhr über die Nahrung angewiesen. Täglich!

Je ausgewogener die essentiellen Aminosäuren in einem Nahrungsmittel enthalten sind, desto biologisch wertvoller ist es.

Die biologische Wertigkeit (BW)

Die biologische Wertigkeit beschreibt den Prozess, wie dein Körper in der Lage ist, das zugeführte Nahrungseiweiß in eigene Strukturen um- und aufzubauen. Also beispielsweise Haut, Haare, Nägel und Muskeln. Das Ganze ist abhängig davon, wie ausgewogen die essentiellen Aminosäuren in einem Nahrungsmittel enthalten sind. Wissenschaftler haben herausgefunden, dass das Hühnervollei alle anderen Lebensmittel in diesem Punkt schlägt und so wurde es an die Spitze gesetzt und bekam die willkürliche Zahl 100. Biologische Wertigkeit 100.

Die Biologische Wertigkeit hat nichts mit Prozenten zu tun, doch ich nutze gern folgende Metapher: »Isst du ein Hühnervollei – mit der biologische Wertigkeit 100 – ist dein Körper in der Lage, 100 % des Eiweiß aus dem Hühnervollei in eigene Strukturen um- und aufzubauen. Also Haut, Haare, Nägel und Muskeln.«

Noch mal, es hat nichts mit Prozenten zu tun. Ich nutze diesen Vergleich gern zum besseren Verständnis.

Hier noch zwei weitere Beispiele:

Hähnchenbrustfilet = BW 70
Isst du ein Hähnchenbrustfilet, mit der biologische Wertigkeit 70, ist dein Körper in der Lage 70 % des Eiweiß aus dem Hähnchenbrustfilet in eigene Strukturen umzubauen. Also Haut, Haare, Nägel und Muskeln.

Magerquark = BW 82
Isst du einen Magerquark, mit der biologische Wertigkeit 82, ist dein Körper in der Lage 82 % des Eiweiß aus dem Magerquark in eigene Strukturen umzubauen. Also Haut, Haare, Nägel und Muskeln.

Fazit: essentielle Aminosäuren kann dein Körper selbst nicht herstellen. Somit ist er auf die Zufuhr über die Nahrung angewiesen. Und je ausgewogener diese Aminosäuren in einem Nahrungsmittel enthalten sind, desto biologisch wertvoller für dich.

Magere Eiweißquellen sind:

» Brokkoli
» Champignons
» Eiweiß-Shake
» Harzer Käse
» Hähnchenbrustfilet
» Magerquark
» Rinderfilet
» Thunfisch

Fette Eiweißquellen sind:

» Eier
» Lachs
» Quark 40 %
» Soja/Tofu

Ich erwähnte ja, dass 7 von 10 Frauen zu wenig Eiweiß essen. Um diese Aussage zu untermauern mal ein Beispiel. Eine 60 Kilo leichte Frau sollte 90 Gramm Eiweiß (60 x 1,5 = 90) täglich zu sich nehmen.

90 g Eiweiß stecken beispielsweise in (immer alternativ):

» 750 g Magerquark
» 450 g Hähnchenbrustfilet
» 360 g Thunfisch
» 333 g Harzer Käse
» 1.350 ml Eiweiß-Shake

Dieser Vergleich hinkt natürlich etwas, denn wenn die Dame zum Frühstück Magerquark mit Haferflocken isst, braucht sie, aufgrund des Eiweißgehaltes in den Haferflocken (rund

15 % Eiweiß), automatisch weniger Magerquark zu essen. Ich möchte dir mit diesem Mengenbeispiel nur verdeutlichen, wie viel das in der Summe ist.

Möglicherweise wird dir nun klar, weshalb die meisten Menschen es nicht schaffen, diese Menge aufzunehmen? Weil ihnen der Fokus fehlt. Und weil es keine Eiweißquellen »To-Go« gibt.

Geh doch mal durch die Fußgängerzone und achte darauf, was es da so »To-Go« gibt. Kohlenhydrat- Fettquellen an jeder Ecke, doch keine wirkliche Eiweißquelle. Also eine Speise, die an erster Stelle Eiweiß liefert. Die gibt es nicht. Falls du jetzt Joghurt mit Obst im Kopf hast, möchte ich daran erinnern, dass Joghurt eine Kohlenhydratquelle ist. Wie Milch.

Bei einem Mann wird es noch deutlicher. Ein Mann mit 80 Kilogramm sollte 160 Gramm Eiweiß (80 x 2,0 = 160) täglich zu sich nehmen.

160 g Eiweiß stecken in:

- 1.333 g Magerquark
- 800 g Hähnchenbrustfilet
- 640 g Thunfisch
- 593 g Harzer Käse
- 2.350 ml Eiweiß-Shake

In meinen Coachings erreicht mich manchmal die Frage, wieso ich in diesem Beispiel keine pflanzlichen Eiweißquellen aufführe.

Ich antworte mit einer Gegenfrage und möchte wissen, welche pflanzlichen Eiweißquellen es denn gibt. Dann bekomme ich Antworten, wie: Erbsen, Bohnen, Linsen, Nüsse, Quinoa, Soja und Tofu. Und genau hier liegt aus meiner Sicht ein Denkfehler.

Es entspricht zwar der Tatsache, dass die aufgezählten Lebensmittel auch Eiweiß enthalten, doch das allein macht sie noch nicht zur Eiweißquelle. Was ich damit meine?

Noch mal zur Erinnerung: Der Nährstoff, welcher am meisten in einem Nahrungsmittel enthalten ist, bestimmt letztlich darüber, in welche Nährstofffamilie ich das Lebensmittel stecke. Nachfolgend ein paar Beispiele. Wir bleiben mal bei dem Bedarf von 160 Gramm Eiweiß und einem 80 Kilogramm schweren Mann.

Walnüsse
1.111 g = 160 g Eiweiß
767,7 g Fett
66,7 g Kohlenhydrate
= 7.955 kcal!

Mandeln
593 g = 160 g Eiweiß
285,2 g Fett
56,3 g Kohlenhydrate
= 3.783 kcal!

Fällt dir etwas auf? Die Herausforderung bei Nüssen ist, dass sie aufgrund ihres hohen Fettgehaltes nicht nur in die Nährstofffamilie der Fette gehören, sondern auch jede Menge Kilokalorien liefern. Trotzdem sind Nüsse sind super!

Quinoa
1.311 g = 160 g Eiweiß
77,3 g Fett
818,6 g Kohlenhydrate
= 4.659 kcal!

Kichererbsen
2.500 g = 160 g Eiweiß
55 g Fett
386 g Kohlenhydrate
= 2.998 kcal!

Schwarze Bohnen
1.633 g = 160 g Eiweiß
19,6 g Fett
285,8 g Kohlenhydrate
= 2.254 kcal!

Rote Linsen
627 g = 160 g Eiweiß
9,4 g Fett
313,5 g Kohlenhydrate
= 1.981 kcal!

Na, fällt dir auch hier etwas auf? Auch Erbsen, Bohnen, Linsen und Quinoa scheiden als reine Eiweißquelle aus, da sie in die Nährstofffamilie der Kohlenhydrate gehören. Dadurch liefern sie auch noch ordentlich Kalorien.

Anders verhält es sich da mit Champignons.

Champignons
5.926 g = 160 g Eiweiß
11,9 g Fett
35,6 g Kohlenhydrate
= 948 kcal

Champignons sind tatsächlich eine Eiweißquelle. Doch knapp 6 Kilo, wer schafft das?

Kommen wir zu wirklichen Alternativen!?

Sojabohne
444 g = 160 g Eiweiß
88,8 g Fett
133,2 g Kohlenhydrate
= 1.980 kcal

Bio Tofu
1.143 g = 160 g Eiweiß
80 g Fett
5,7 g Kohlenhydrate
= 1.417 kcal

Ich glaube, diese Beispiele machen deutlich, wie wichtig es für Veganer ist, dass sie sich intensiv mit ihrer Ernährungsform auseinandersetzen sollten.

Und, dass sie aus meiner Sicht nicht um Nahrungsergänzungsmittel herumkommen.

Es gibt keine gesunde Ernährung!

Unsere Umweltbedingungen, beispielsweise unsere Nährböden haben sich verändert. Noch nie wurden mehr Pestizide gespritzt als heute. Das große Leidthema Glyphosat*. Fleisch aus Massentierhaltung ist oftmals mit Antibiotika und Wachstumshormonen vollgepumpt. Fisch schwermetallbelastet.

Deshalb sage ich: »Es gibt keine gesunde Ernährung!«

Es gibt allerdings eine »Bewusst gute Ernährung«. Doch wo diese beginnt und wo sie aufhört, entscheidet jeder Mensch für sich selbst. Die einen sagen sich beispielsweise in Punkto Fleisch, dieses ganze Tierleid möchte ich nicht unterstützen und werden vegan. Anderen ist dies völlig gleich. Und dann gibt es Menschen, zu denen zähle ich mich, die nach dem zuvor erwähnten Motto: »Lieber halb so oft, dafür doppelt so gut.« leben.

*Auch an dieser Stelle möchte ich keinem deutschen Bauer, der einen guten Job macht, zu nahetreten! Da jedoch das in Deutschland verzehrte Obst und Gemüse zu gut 75 % aus dem Ausland kommt, dürfen wir hier keine Qualität »Made in Germany« erwarten. Offensichtlich scheint der Import günstiger, als unter strengen deutschen Auflagen selbst zu produzieren? Letztlich liegt es auch hier ein Stück weit an uns Verbrauchern, wo wir kaufen.

Nahrungsergänzungsmittel (NEM) – Sinn oder Unsinn?

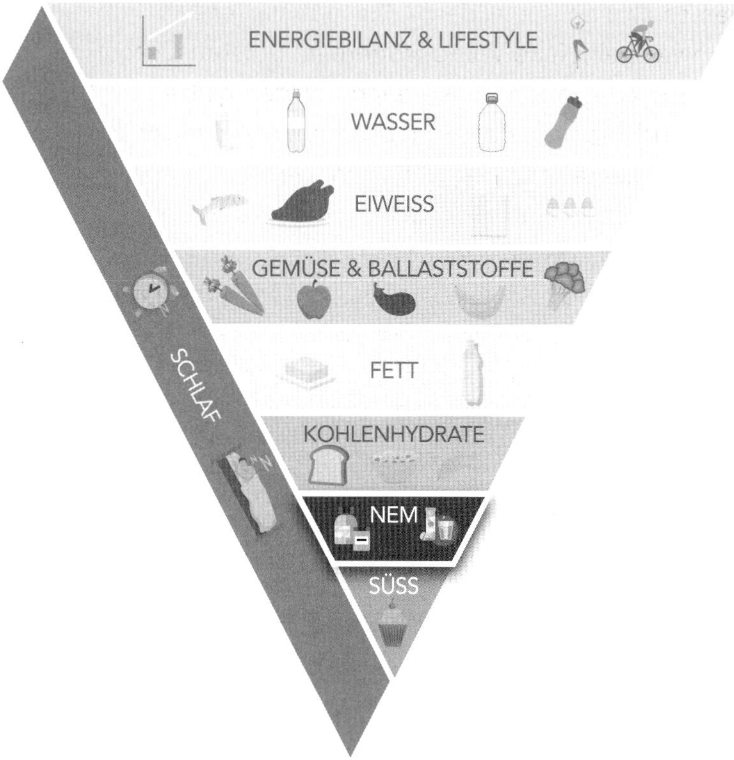

»Wer sich gesund und ausgewogen ernährt, braucht keine Nahrungsergänzungsmittel!« Solche Aussagen treffen genau die Menschen, die auch sagen: Ich habe meine Gartenarbeit und meinen Haushalt, ich brauche kein Fitnessstudio! Aus meiner Sicht ist beides ein Trugschluss.

Doch was sind denn Nahrungsergänzungsmittel und haben sie Sinn?

Eine Frage, die ich mit: »Es kommt darauf an.« beantworten muss, denn auch da ist sehr viel Geld zu verdienen. Entsprechend tummeln sich auch hier Gestalten, die nur dein Bestes wollen, dein Bares. Es gibt unseriöse Firmen, die eine vermeintliche Wunderbeere im tiefsten Dschungel des Kongos ausgraben, diese dann um den halben Erdball fliegen und hier als das Fettverbrennungswunder anpreisen. Es gibt keine Wunderpille! Und wenn es sie gäbe, dann wäre sie über Nacht bekannt und würden dich nicht über dubiose Strukturen erreichen, die ein perfektes Marketing machen und dir am Ende sogar die Möglichkeit bieten, so ganz nebenbei, ein passives Einkommen aufzubauen. Gerade auf Social-Media-Kanälen begegnen mir ständig solche »Erfolgsmenschen«, die Fotos aus Dubai oder Miami posten, bei denen sie sich »arbeitend« am Laptop mit den Wahrzeichen der Stadt im Hintergrund zeigen oder vor geliehenen Sportwagen posieren.

Solche Machenschaften gehen mir nicht nur auf den Geist, sondern machen mich wütend. Ich habe da kein Verständnis!

Versteh mich bitte nicht falsch, ich gönne jedem seinen Erfolg, und Geldverdienen ist super. Jedoch nicht um jeden Preis. Zumindest ist das meine Meinung. Ich möchte mein Geld ehrlich verdienen. Mit einem ehrlichen Produkt. Und genau deshalb werde ich mich in diesem Kapitel auf nur ein paar wenige Nahrungsergänzungsmittel beschränken. Doch bevor ich das tue, möchte ich meine Haltung zu Nahrungsergänzungsmitteln verdeutlichen.

Für mich haben Nahrungsergänzungsmittel immer dann Sinn, wenn wir es nicht über die »normale« Ernährung schaffen, unserem Körper alle 47 essentiellen Stoffe zuzuführen.

Dabei unterscheide ich: Pflicht-, Kann- und Spezielle-Nahrungsergänzungsmittel

Pflicht-Nahrungsergänzungsmittel

Dazu gehören für mich Vitamin D3 und Omega-3, da diese jeder Mensch zu sich nehmen sollte.

Vitamin D3

Rund 80 % der Klienten in meinen 1:1 Coachings haben einen Vitamin-D-Mangel. Wie zuvor erwähnt, lassen sie vorher im Labor von mir vorgegebene Blutparameter bestimmen. Mitunter auch ihren Vitamin-D-Spiegel.

Mögliche Symptome eines Mangels sind:

- Abgeschlagenheit
- Bluthochdruck
- depressive Verstimmungen
- Herz-Kreislauferkrankungen
- Infektanfälligkeit
- Karies, Zahnausfall
- Konzentrationsstörungen
- Menstruationsbeschwerden
- Muskelkrämpfe
- Muskelschmerzen
- Muskelschwäche

» Müdigkeit
» Osteoporose
» Schlafstörungen
» Verdauungsstörungen

Oft sind die Beschwerden noch viel weitreichender, denn sogar einige Krebserkrankungen werden mit einem Vitamin-D-Mangel in Zusammenhang gebracht.

Vitamin-D-Lieferanten sind beispielsweise Lachs, Hering oder Champignons. Da diese wahrscheinlich nicht täglich in großen Mengen auf deinem Speiseplan stehen, wird es für dich unmöglich sein, deinen Bedarf über die Nahrung zu decken. Deshalb werden auch rund 80 % deines Vitamin-D-Bedarfs über die Haut gebildet. Vorausgesetzt du setzt sie der direkten Sonnenbestrahlung aus. Durch das Auftreffen der ultravioletten UVB-Strahlen wird in deinem Körper zunächst Cholesterin zu Provitamin D3 umgewandelt. In einem weiteren Umwandlungsprozess entsteht letztlich Vitamin D.

Wenn sich ein hellhäutiger junger Erwachsener in Badebekleidung für 10 – 12 Minuten in Rom der Sonne aussetzt, zeigt seine Haut eine leichte Rötung. Sein Körper produziert in den folgenden 24 Stunden etwa 10.000 – 20.000 iE (internationale Einheiten). Diese Menge über die Nahrung aufzunehmen, würde bedeuten, dass du 1,5 – 3 Kilogramm Lachs oder 1 – 2 Kilogramm Hering oder 12,5 – 25 Kilogramm Champignons verzehren müsstest. Utopische Mengen.

Da die Deckung des Bedarfs über die Nahrung unmöglich ist, bleibt nur die Sonne. Viele Menschen meiden allerdings die Sonne oder schaffen es nicht, sich ihr regelmäßig um die Mittagszeit, in Badebekleidung auszusetzen. Und wenn sie es am Wochenende dann mal schaffen, tragen sie vorher dick Sonnencreme auf und hemmen so die natürliche Produktion. Hinzu kommt, dass der Einfallwinkel der Sonnenstrahlen in den Monaten Oktober bis März so ungünstig ist, dass eine ausreichende Synthese unmöglich ist. Ein möglicher Grund für die Zunahme von grippalen Infekten? Ich glaube schon.

Deshalb empfehle und bezeichne ich Vitamin D3 als »Pflichtnahrungsergänzungsmittel«.

Hier mal ein paar positive Faktoren eines hohen Vitamin-D-Spiegels:

- reduziert Angstzustände
- reduziert das Risiko an Krebs zu erkranken
- reduziert das Risiko an multipler Sklerose zu erkranken
- reduziert das Risiko für Osteoporose
- reduziert das Risiko für Diabetes Typ 2
- reduziert das Risiko von Herzkrankheiten
- reduziert Depressionsneigung
- reduziert Entzündungen
- stärkt das Immunsystem
- stärkt Muskeln
- stärkt Zähne
- verbessert den Knochenstoffwechsel

» verbessert den Schlaf
» verbessert die Herzgesundheit
» verbessert die Produktion von Sexualhormonen
» wirkt blutdrucksenkend

Womöglich fragst du dich nun, wie viel Vitamin D3 du zu dir nehmen solltest? Die empfohlene Menge liegt bei rund 4.000 iE täglich. Auch hier ist es wieder schwierig eine allgemeingültige Aussage zu treffen.

> Tipp: Nimm 3 Monate 1.000 iE je 10 Kilogramm Körpergewicht ein und lass dann den Spiegel im Blut bestimmen. Ärzte geben sich mit Werten >30 ng/ml (Nanogramm pro Milliliter) zufrieden, während Experten Werte zwischen 40 - 80 ng/ml empfehlen.

Ich nehme seit Jahren – übrigens an allen Nicht-Sonnentagen, also auch im Sommer – täglich 5.000 iE. Bei meiner jüngsten Untersuchung hatte ich einen Wert von 76 ng/ml. Werte jenseits der 100 ng/ml würde ich nicht empfehlen. Sie könnten toxisch (giftig) wirken.

Omega-3

Da ich bei diesem Thema etwas weiter ausholen muss, um das Zusammenspiel von Omega-3 zu Omega-6 zu verdeutlichen, findest du alle Informationen hierzu im Kapitel »Fett: Freund oder Feind?«

Kann-Nahrungsergänzungsmittel

Dazu gehören für mich Magnesium und Eiweißshakes.

Magnesium

Magnesium ist an bis zu 600 verschiedenen Stoffwechselprozessen beteiligt und somit für mich eines der wichtigsten Mineralstoffe überhaupt.

Mögliche Symptome eines Mangels sind:

- Appetitlosigkeit
- Ängstlichkeit
- Depression
- Diabetes
- Durchblutungsstörungen
- Heißhunger auf Schokolade
- Herzrhythmusstörungen
- Konzentrationsstörungen
- Lidzucken
- Migräneanfälle
- Muskelkrämpfe
- Muskelschwäche
- Muskelzuckungen
- Müdigkeit
- Nacken- und Rückenschmerzen
- Schlaflosigkeit
- Wechseljahrbeschwerden

Magnesium wird gern als »Das Salz der inneren Ruhe« bezeichnet.

Ich nutze es seit Jahren und nehme jeden Abend vor dem Zubettgehen 400 mg Magnesium Citrat. Es erhöht die Produktion des Einschlafhormons Melatonin. So fährt mein Nervensystem runter und sorgt für einen tieferen Schlaf.

In der Nacht reduziert Magnesium das Stresshormon Cortisol und ermöglicht mir so einen erholsameren Schlaf. Ich bin morgens fitter. Insbesondere körperlich aktiven Menschen und/oder Menschen, die unter Stress stehen, empfehle ich unbedingt Magnesium zusätzlich einzunehmen, da sie einen erhöhten Bedarf haben.

Achte allerdings unbedingt darauf, dass es kein Magnesium Carbonat ist. Carbonat ist anorganisch und wird häufig, weil es günstig ist, in Brausetabletten, die du für kleines Geld beim Diskounter kaufen kannst, eingesetzt. Dein Körper kann damit nichts anfangen. Magnesium Carbonat ist am Ende nur teurer Urin.

Auch diese Machenschaften gehen mir gehörig auf den Sender! Für mich ist das Produkttäuschung.

Magnesium reduziert Entzündungen, beugt Krämpfen in der Nacht vor und kann bei ständigem Heißhunger auf Schokolade helfen. In der Kakaobohne steckt Magnesium, und da Magnesium essentiell ist, verlangt der Körper nach einer Quelle. Essen wir jetzt Schokolade mit einem niedrigen Kakaoanteil, kommt zu wenig Magnesium. Der Mangel und die Gelüste auf Schokolade bleiben.

Hier hat es Sinn, mal ein Experiment zu starten und 4 Wochen lang jeden Abend vor dem Zubettgehen 400 mg Magnesium Citrat einzunehmen. Vielleicht verschwinden die nervigen Heißhungerattacken auf Schokolade?

Hier mal ein paar positive Faktoren eines hohen Magnesium-Spiegels:

» fördert die Darmgesundheit und Verdauung
» fördert einen gesunden Schwangerschaftsverlauf
» hilft gegen Verstopfung
» kann die Stressresistenz erhöhen
» reduziert Asthma
» reduziert das Risiko von Herzkrankheiten
» reduziert das Risiko für Osteoporose
» reduziert Entzündungen
» reduziert Verstopfungen
» steigert die Energie
» steigert die Leistungsfähigkeit
» verbessert den Schlaf
» verbessert den Zellstoffwechsel
» verbessert die Gesundheit der Knochen
» verbessert die Gesundheit der Muskeln
» verbessert die Gesundheit der Nerven
» verbessert die Herzgesundheit
» verbessert die Proteinsynthese
» verhindert die Verengung der Blutgefäße
» wirkt blutdrucksenkend
» wirkt Migräne und Kopfschmerzen entgegen

Wie du siehst, ist die Liste der positiven Vorzüge lang.

Deshalb empfehle ich dir auch hier, mittels einer Blutuntersuchung deinen Spiegel bestimmen zu lassen und gegebenenfalls auszugleichen.

Gute Magnesiumquellen sind übrigens:

- Avocados
- Artischocken
- Bananen
- Buchweizen
- Cashews
- Erdnüsse
- grünes Gemüse (Brokkoli, Rosenkohl, Spinat)
- Kakao
- Kürbiskerne
- Mandeln
- Spinat
- Tomaten
- Vollkornprodukte (Haferflocken)

Der Eiweißshake

In meiner Fettkiller-Challenge schreiben sich die Teilnehmer ihre Ernährungspläne selbst. Es handelt sich dabei um ein Online-Coaching. Sie beginnen, nachdem sie wissen welche Ernährungstypen sie sind, ihren Eiweißbedarf auf ihre gewünschten Mahlzeiten zu verteilen.

Ein Beispiel: Joe wiegt 150 Kilogramm. Er sollte 300 Gramm Eiweiß (150 x 2 = 300) zu sich nehmen. Üblicherweise isst Joe dreimal am Tag.

Bedeutet:
100 g Eiweiß zum Frühstück
100 g Eiweiß zum Mittagessen
100 g Eiweiß zum Abendessen

Joe wählt zum Frühstück Magerquark. Um 100 Gramm Eiweiß aufzunehmen, müsste Joe 833 Gramm Magerquark essen. Er schafft aber »nur« 750 Gramm und nimmt somit »nur« 90 Gramm Eiweiß zu sich.

Zum Mittagessen wählt er Hähnchenbrustfilet. Um 100 Gramm Eiweiß aufzunehmen, müsste Joe 435 Gramm davon essen. Er schafft allerdings »nur« 300 Gramm und nimmt somit »nur« 69 Gramm Eiweiß mit dieser Mahlzeit auf.

Zum Abendessen wählt Joe Rindertartar. Um 100 Gramm Eiweiß aufzunehmen, müsste Joe 625 Gramm Rindertartar essen. Er schafft allerdings »nur« 500 Gramm und nimmt somit »nur« 80 Gramm Eiweiß mit dieser Mahlzeit auf.

Insgesamt fehlen ihm nun rund 60 Gramm Eiweiß.

Vielen meiner Challenger geht es so wie Joe und fragen: »Boris, kann ich mir eigentlich auch einen oder zwei Eiweißshake in meinen Ernährungsplan einbauen?« Meine Antwort: »Selbstverständlich! Dafür sind Nahrungsergänzungsmittel – wie das Wort schon sagt – da.«

Immer dann, wenn du es nicht schaffst, über die »normale« Nahrung deinen Bedarf zu decken, kannst du auf Nahrungsergänzungsmittel zurückgreifen.«

Auch mir geht es übrigens so. Vor allem immer dann, wenn ich unterwegs bin. Es ist für mich unmöglich, meine gut 160 Gramm Eiweiß täglich zu mir zu nehmen, wenn ich nur in Hotels und Restaurants esse.

Übrigens sehe ich den Eiweißshake nicht nur als Nahrungsergänzungsmittel, sondern als vollwertige, um nicht zu sagen hochwertigste Eiweißquelle. Vorausgesetzt er stammt von einem seriösen Hersteller und erfüllt meine Qualitätskriterien, denn dann hat er gegenüber allen anderen Eiweißquellen die Nase vorn.

Hier mal ein paar Vorteile von einem guten Eiweiß Shake:

» liefert gut 45 % essentielle Aminosäuren - das schafft kein anderes Lebensmittel
» hat die höchste Biologische Wertigkeit
» ist fast fettfrei
» enthält kein Quecksilber, kein Antibiotika oder Hormone
» stärkt das Immunsystem
» ist purinfrei
» ist cholesterinarm
» liefert genügend L-Leucin, um den Signalstoff mTOR in Gang zu setzen = maximale/r Muskelstraffung, -erhalt und -aufbau

Spezielle Nahrungsergänzungsmittel

Damit meine ich Nahrungsergänzungsmittel, die immer dann eingesetzt werden sollten, wenn es darum geht, ein Krankheitsbild zu verbessern oder sie präventiv einen Nutzen liefern. Ich werde mich hier mal nur auf zwei beschränken, weil sie mit Themen, die ich hier im Buch angesprochen habe, im Zusammenhang stehen.

Wenn du Bluthochdruck und/oder Diabetes Typ 2 hast, möchte ich dir das folgende Nahrungsergänzungsmittel ans Herz legen.

L-Arginin

Erinnerst du dich noch an das Thema Bluthochdruck im Kapitel »LowCarb für alle?«? Hier hatte ich ja ein Ganzkörpertraining nach dem Push-Pull-Prinzip in Verbindung mit einem Nahrungsergänzungsmittel empfohlen. Nämlich L-Arginin.

L-Arginin ist eine bedingt-essentielle Aminosäure. Das bedeutet, dein Körper kann sie zwar selbst bilden, doch bei hohem Stress, Krankheit, Verletzungen oder intensivem Sport steigt der Bedarf, und dein Körper freut sich, wenn sie vermehrt über die Nahrung zugeführt wird.

Die besten L-Arginin Quellen sind Nüsse. Die täglich empfohlene Menge von 3 Gramm stecken in:

- 56 g Kürbiskerne (326 kcal)
- 105 g Erdnüsse (618 kcal)
- 124 g Pinienkerne (836 kcal)

Wie du an den Kilokalorien sehen kannst, hat es insbesondere bei einer Gewichtsreduktion Sinn, auf L-Arginin als Nahrungsergänzung zurückzugreifen.

Hier mal ein paar positive Faktoren von L-Arginin. Es:

- erhöht die Insulinsensitivität
- fördert die Spermienentwicklung
- stärkt das Immunsystem
- stärkt Haare (deshalb gibt es Hersteller, die es in ihr Shampoo mischen – von innen hat mehr Sinn)
- steigert die Erektionsfähigkeit
- steigert die Glukosetoleranz
- verringert die Insulinresistenz (Diabetes Typ 2)
- verringert Gefäßverkalkungen (Arteriosklerose) und wirkt präventiv vor
- verbessert die Durchblutung der Haut
- verbessert die Kapillardurchblutung (Tinnitus)
- wirkt blutdrucksenkend
- wirkt oxidativem Stress entgegen

Ich nutze L-Arginin selbst, weil es der Zellgesundheit dient. Es verbessert die Gefäßfunktion. Ich nehme 3 Gramm vor dem Zubettgehen, um darüber hinaus sicherzustellen, dass meinem Körper in der Nacht genügend Baustoffe für die Produktion von Wachstumshormonen hat.

L-Arginin ist nämlich häufig, insbesondere bei Menschen 50+, die limitierende Aminosäure bei der Produktion von Wachstumshormonen. Deshalb wird sie auch gern im Bereich des Anti-Aging eingesetzt.

L-Glutamin

L-Glutamin macht mit rund 60 % den größten Anteil aller freien Aminosäuren im Blut aus und ist somit die am häufigsten vorkommende Aminosäure des menschlichen Körpers. Sie ist an mehr Stoffwechselprozessen beteiligt als jede andere Aminosäure.

Zwar ist L-Glutamin eine nicht-essentielle Aminosäure (dein Körper kann sie selbst herstellen), doch bei Darmbeschwerden, in Phasen von Infekten, Verletzungen, Dauerstress und hartem Training hat es Sinn, L-Glutamin zusätzlich einzunehmen.

Solltest du Darmbeschwerden jeglicher Art haben, möchte ich dir diese Aminosäure unbedingt ans Herz legen. Erinnerst du dich noch an Leaky Gut? Den löchrigen Darm? L-Glutamin hilft das »Darmnetz« (Tight-Junction) in Form zu halten. Deshalb nehme ich es auch direkt nach einem harten Training, weil auch da – hatte ich beim Thema Weizen erwähnt - vorübergehend Leaky Gut entstehen kann. Darüberhinaus hilft es mir bei der Regeneration und hält mein Immunsystem stabil. L-Glutamin ist der Hauptnährstoff für unsere Immunzellen.

Hier mal ein paar positive Faktoren von L-Glutamin:

- » fördert eine gesunde Darmflora – Darmschleimhautbarriere (Leaky Gut)
- » hilft bei der Wundheilung*
- » stärkt das Immunsystem
- » stabilisiert den Blutzuckerspiegel
- » unterstützt die Säureausscheidung in unserem Körper (bindet Ammoniak)
- » verbessert die Regeneration
- » wirkt entgiftend

*In Studien an Brandopfern wurde nachgewiesen, dass L-Glutamin den Wundheilungsprozess beschleunigt.

Die Zufuhrempfehlungen liegen bei 5 – 40 Gramm am Tag. Ich nehme immer 20 Gramm nach dem Training und in Verletzungsphasen oder auch bei Infekten bis zu zweimal 20 Gramm täglich.

Abschließend möchte ich erwähnen, dass Nahrungsergänzungsmittel keine Wunder vollbringen können. Sie sind Ergänzungen und können unterstützend wirken. Deshalb stehen sie in meiner Pyramide ganz unten. Der Mensch ist immer im Gesamten zu betrachten. Ich meine damit insbesondere seinen Lifestyle. Wie lebt er? Wie geht er mit seinem Körper um? Ich erinnere mich in diesem Zusammenhang an eine hitzige Diskussion mit einem jungen Mann, der mich verbal angriff, weil ich sagte, dass Süßstoffe, in den Mengen, wie wir sie verzehren, sicher sind. Lies dazu auch das Kapitel »Cola oder Cola light?«. Er beschimpfte mich. Kurz danach sah ich ihn an seinem Auto stehen. Rauchend.

Finde den Fehler!

Über Zigaretten möchte ich jetzt hier gar nicht schreiben. Ich bin, was das angeht, sehr intolerant und sogar ein Stück weit militant. Und das, obwohl ich nie geraucht habe. Lass mich nur einen provokanten Satz dazu loswerden: »Ein Mensch, der sich selbst liebt, raucht nicht.«

Erst wenn die Kalorienbilanz und die Nährstoffversorgung stimmen, hat es Sinn, eine »Bewusst gute Ernährung« mit Nahrungsergänzungen gezielt zu ergänzen. Wie ich das meine? Schau dir dazu die Pyramide an.

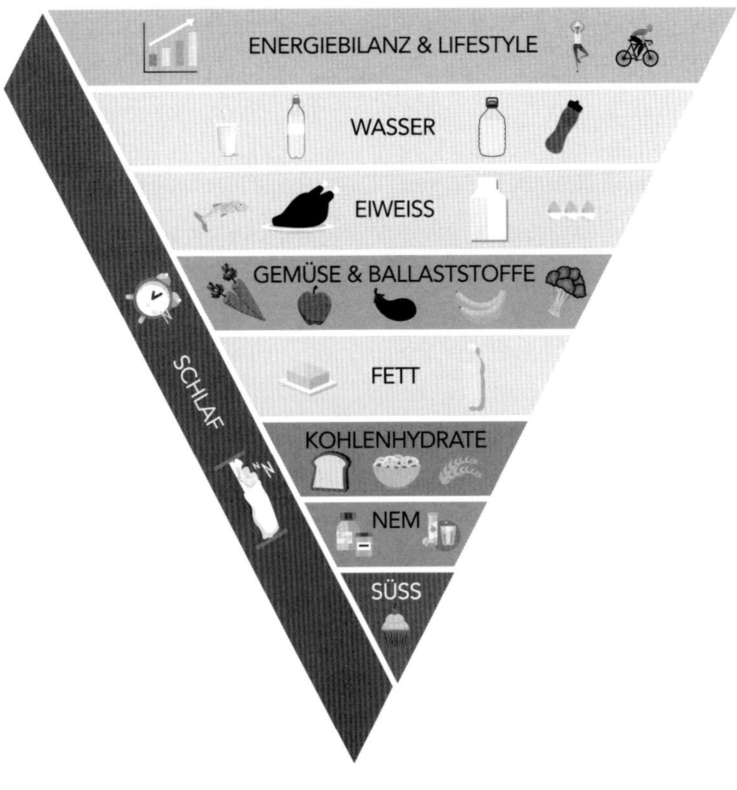

Manche Menschen glauben, sie könnten mit Nahrungsergänzungsmitteln ihren schlechten Lifestyle kompensieren. Den ganzen Tag Schrott reinhauen und dann glauben, die Nahrungsergänzungsmittel bügeln das schon wieder aus. Leider ist das nicht so.

Erst wenn alle Ebenen der Pyramide zu mindestens 80 % erfüllt sind, hat es Sinn auf Nahrungsergänzungsmittel zurückzugreifen. Mit Ausnahme von Vitamin D3 und Omega-3. Weshalb Omega-3 erfährst du im nächsten Kapitel.

Fett: Freund oder Feind?

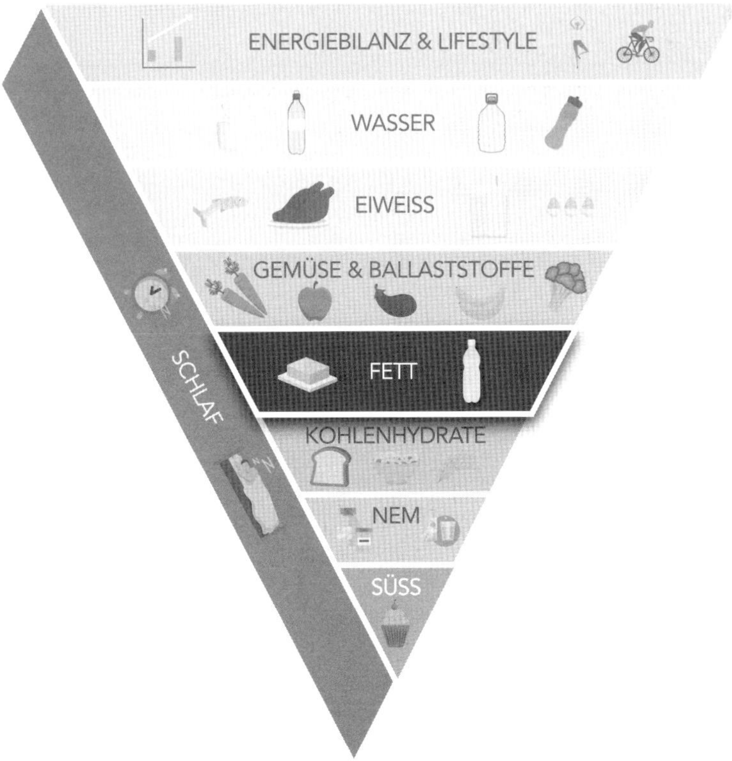

Fett liefert mehr als doppelt so viel Energie wie Eiweiß (4,1kcal) und Kohlenhydrate (4,1 kcal), nämlich 9,3 Kilokalorien je Gramm.

Fette zählen wie Kohlenhydrate auch, zu den Energielieferanten unseres Körpers. Mit dem Unterschied, dass Kohlenhydrate die Energielieferanten der ersten Wahl sind.

Dein Körper kann sie schneller aufnehmen und in Energie

umwandeln. Fette hingegen sind Energielieferanten der zweiten Wahl. Auf sie greift er nur zurück, wenn nicht ausreichend Kohlenhydrate zur Verfügung stehen. Er »spart« sie sich quasi auf für schlechte Zeiten. Schlechte Zeiten, die es in der westlichen Welt nicht mehr gibt. In der Urzeit war Fett überlebensnotwendig. Menschen, die schwer Fett ansetzen konnten, hatten schlechtere Überlebenschancen bei Nahrungsknappheit, als die, die Fett schnell speichern konnten. So weit so gut.

Sind denn nun alle Fette schlecht? Schauen wir uns zur Beantwortung dieser Frage die drei verschiedenen Treibstoffarten an.

Die gesättigten Fettsäuren

Sie werden immer und immer wieder an den Pranger gestellt, weil sie den Cholesterinspiegel und letztlich das Herzinfarktrisiko erhöhen sollen. Sie stecken beispielsweise in Butter, Fleisch und Kokosfett.

Kokosfett, wissen wir heute, ist gesund. Es wirkt antibakteriell, soll Alzheimer vorbeugen und ist in der ketogenen Ernährung nicht wegzudenken. Ich nutze und empfehle es gern zum Braten bei hohen Temperaturen. Es ist hitzestabil bis 200 Grad.

Falls du den Geschmack nach Kokos überhaupt nicht magst, besorge dir Ghee. Ghee ist Butterschmalz und ebenfalls hitzebeständig bis 200 Grad. Du bekommst es in jedem gut sortierten Biomarkt.

Butter und Fleisch hingegen, sorgen immer wieder mal für negative Schlagzeilen. Doch woher kommt das? Reporter oder auch schlecht informierte »Experten« fallen noch heute auf die »7 Länderstudie« rein. Lass uns in die 1950er Jahre zurückgehen. Dort verteufelte ein amerikanischer Ernährungswissenschaftler namens Ancel Keys tierische Fette und »untermauerte« seine These mit der »7 Länderstudie«. Erst im Jahr 1997 gab Keys zu, die Studie gefälscht zu haben. Er hatte nämlich aus 22 Ländern 7 herausgepickt, die in sein Weltbild passten. Hätte er alle 22 Länder mit einbezogen, wäre das Gegenteil herausgekommen. Es hätte sich herausgestellt, dass es weniger Herzkrankheiten und -infarkte in Ländern gab, in denen Menschen mehr gesättigte Fettsäuren zu sich nahmen.

Doch leider Gottes hält sich der Mythos der »bösen gesättigten Fettsäuren« bis heute. Erst im Spätsommer 2018 wurde die Presse mit Horrormeldungen wie »Kokosfett ist schlimmer als Schweineschmalz!« überrollt. Hintergrund war ein YouTube Video, welches den Vortrag der Direktorin des Instituts für Prävention und Tumorepidemiologie in Freiburg, Prof. Dr. Dr. Karin Michels zeigte. Michels verteufelte unter anderem das Kokosfett. Innerhalb kürzester Zeit ging dieses Video, wie es heute so schön heißt, viral.

Über eine Million Klicks! Alle Zeitungen, Magazine und Portale berichteten davon. Inzwischen ist das Video gelöscht, weil es natürlich Quatsch ist, doch ich bin mir sicher, dass es viele Menschen verunsichert hat.

Solche Dinge gehen mir nicht nur auf den Sender, sondern machen mich traurig. Richtig traurig. Menschen mit dem Ansehen wie sie haben eine Verantwortung. Sie hätte besser recherchieren müssen.

Doch zurück zur »7 Länderstudie«. Nutznießer der Kampagne war damals übrigens Procter & Gamble. Sie wollten das Image und somit den Absatz von Margarine aufpolieren. Margarine galt damals als minderwertiges Imitat für arme Leute. Procter & Gamble begann die American Heart Association (Verband der US-Herzspezialisten) zu sponsern. Dieser Verband warnte dann Mitte der 1950er Jahre die US-Bevölkerung in TV-Spots vor dem bösen Cholesterin in Butter und Co. Kurz darauf wurde in des USA mehr Margarine als Butter gekauft und der Mythos der »bösen gesättigten Fettsäuren« hält sich bis heute.

Die einfach ungesättigten Fettsäuren

Sie stecken zum Beispiel in Olivenöl, Avocados und Nüssen. Dies sind drei Quellen, die zu Recht einen guten Ruf genießen.

Die mehrfach ungesättigten Fettsäuren

Hierzu zählen die Omega-3- und Omega-6-Fettsäuren. Beide sind essentiell und ungemein wichtig für deinen Körper. Es gibt allerdings eine Herausforderung. Das Verhältnis sollte stimmen.

Das Verhältnis Omega-3 zu Omega-6

Hirnforscher wissen, dass unser Gehirn am besten mit einem Verhältnis von 1:1 arbeitet. Ein Teil Omega-3 zu einem Teil Omega-6. Urzeitforscher fanden heraus, dass sich der Urmensch 1:1 ernährte. Wissenschaftler geben sich heute mit einem Verhältnis von 1:5 zufrieden. Ich habe in meinen 1:1 Coachings nicht selten Menschen, mit Werten von über 1:30.

Weshalb ein solches Ungleichgewicht gesundheitliche Herausforderungen auf den Plan rufen kann, möchte ich mit dir genauer anschauen. Ein Zuviel an Omega-6 Fettsäuren kann sich ungünstig auf deine Gesundheit auswirken, da sie Entzündungen fördern, Blutgefäße verengen und Zellwucherungen begünstigen können. Das Risiko für Herz-Kreislauf-Erkrankungen steigt. So negativ sie auf den ersten Blick scheinen, sind sie allerdings nicht. Kritisch wird es nur, wenn sie dauerhaft überhand in deinem Körper nehmen.

Omega-6-Fettsäuren nehmen wir automatisch in ausreichender Menge mit der Nahrung auf, was bei den Omega-3-Fettsäuren nicht der Fall ist. Dadurch kommt es zu einem Ungleichgewicht.

Mögliche Symptome sind:

» Bluthochruck
» Depression
» Entzündungen
» Gedächtnislücken

» Gefäßverengungen
» Müdigkeit
» Sehstörungen
» Trockene Haut

Doch was tun? Ich empfehle zwei Dinge:

1. Meide unnötige Omega-6-Quellen, wie Speiseöle mit einem sehr ungünstigen Omega-3- zu Omega-6-Verhältnis, wie:

Distelöl	1:150
Traubenkernöl	1:130
Sonnenblumenöl	1:120
Maiskeimöl	1:50

Nimm lieber Öle mit einem guten Omega-3- zu Omega-6-Verhältnis:

Leinöl	3:1
Rapsöl	1:2
Walnussöl	1:6
Olivenöl	1:8

> **Tipp:** Achte beim Kauf aller Öle auf hohe Qualität. Nicht raffiniert und am besten erste Pressung.

2. Führe deinem Körper ausreichend Omega-3 zu

Doch wie viel Omega-3 ist ausreichend und woher bekommst du sie?

Gute Quellen sind fetter Fisch, wie Lachs, Makrele und Hering. Doch wie häufig steht fetter Fisch auf deinem Speiseplan? Spätestens bei diesen Fragen kommen wir an den Punkt, an dem ich sage, dass Nahrungsergänzungsmittel nicht nur Sinn ergeben, sondern in diesem Fall sogar unumgänglich sind.

Es ist nämlich nicht möglich, über die »normale« Ernährung, ein ausgeglichenes Verhältnis von Omega-3 zu Omega-6 herzustellen.

Hier mal ein paar positive Faktoren eines hohen Omega-3-Spiegels:

- beugt Demenz und Alzheimer vor
- dämmt Entzündungsherde ein (EPA), daher empfohlen bei allen Autoimmunerkrankungen (z. B. Rheuma, Diabetes Typ 1, Hashimoto)
- erhöht die Fließeigenschaft des Blutes
- hält Arterien elastisch
- hemmt die Bildung von Enzymen, die Zucker in Fett umwandeln, und bremst so die Einlagerung von Fett
- mindert Stress- und Depressionsanfälligkeit
- putzt Gefäße frei
- reduziert Herz-Kreislauferkrankungen
- soll die Entwicklung bösartiger Tumore hemmen
- verbessern die Gehirnentwicklung beim Fötus/Baby (DHA)
- verbessert die Gehirnleistung (DHA)

Omega-3 ist nicht gleich Omega-3

Leider herrscht bei vielen Menschen der Irrglaube, dass sie über pflanzliche Nahrung ausreichend hochwertige Omega-3-Fettsäuren zu sich nehmen. Mit hochwertigen Omega-3-Fettsäuren meine ich die aktive Endform: EPA (Eicosapentaensäure) und DHA (Docosahexaensäure).

EPA regelt in erster Linie Entzündungen herunter = »Entzündungssenker« (nicht nur wichtig bei Autoimmunerkrankungen). DHA hingegen sorgt für unsere Gehirnleistung = »Gehirnturbo« (besonders wichtig für Schwangere, denn DHA ist essentiell für die Gehirnentwicklung des Fötus und Baby). Beide stecken vorwiegend in fetten Kaltwasserfischen aus dem Wildfang (Lachs, Makrele und Hering).

»Ich nehme jeden Tag Leinöl zu mir, da steckt genug Omega-3 drin!«

Stimmt, Leinöl liefert mehr Omega-3 als Omega-6. Allerdings besteht das pflanzliche Omega-3 aus alpha-Linolensäure, kurz auch ALA. ALA dient als Vorstufe für die höher ungesättigten Omega-3 Fettsäuren EPA und DHA, welche im Fisch direkt vorliegen. Unser Körper ist zwar in der Lage ALA aus pflanzlichen Quellen in EPA und DHA umzuwandeln, jedoch nur zu ca. 5 %. Und genau hier liegt der Denkfehler. Um ausreichend Omega-3 aus Leinöl aufzunehmen, müssten wir jeden Tag eine große Flasche davon trinken.

Im Fisch hingegen liegen EPA und DHA direkt vor, dein Körper muss sie nicht mehr umwandeln.

Du isst selten Kaltwasserfisch aus Wildfang oder ernährst dich vegan? Dann kannst du auf hochwertiges Fisch-, bzw. Algenöl zurückgreifen. Ich empfehle eine Dosierung von 3.000 mg EPA + DHA. Täglich. Ganzjährig. Warum? Alle, ja du liest richtig, alle meine Klienten, die kein Omega-3 als Nahrungsergänzung zu sich nehmen, haben einen schlechten Omega-3-Index (unter 8 – Tipp: bestimmen lassen).

Cholesterin

Zunächst möchte ich erwähnen, dass Cholesterin wichtig ist, denn ohne Cholesterin bilden wir beispielsweise kein Testosteron. Darüber hinaus ist Cholesterin an unzähligen Prozessen unseres Körpers beteiligt. Ein erhöhtes Gesamtcholesterin sollte als Hinweis dienen, genauer hinzuschauen. Es ist immer wichtig den Menschen komplex zu betrachten. Hat er Übergewicht? Raucht er? Trinkt er viel Alkohol? Drogen? Stress? Wenig Schlaf? Was sagen die anderen Blutwerte?

Auch ich hatte in der Vergangenheit immer wieder mal ein erhöhtes Gesamtcholesterin. Dann schaue ich mir insbesondere erst mal LDL und HDL an und errechne den Quotienten.

LDL/HDL-Quotient

LDL = **L**ass **D**as **L**ieber, ist das vermeintlich »schlechte« Cholesterin

HDL = **H**at **D**ich **L**ieb, ist das vermeintlich »gute« Cholesterin

Dividierst du LDL durch HDL, kommt ein Wert heraus, der aussagekräftiger ist, als das Gesamtcholesterin.

Mann
< 3,5 = gut
3,5 – 4,5 = schlecht
> 4,5 = erhöhtes Risiko für Herz-Kreislauferkrankungen

Frau
< 2,5 = gut
2,5 – 3,5 = schlecht
> 3,5 = hohes Risiko für Herz-Kreislauferkrankungen

Falls du aktuelle Blutergebnisse vorliegen hast, schau doch mal nach.

Die Treibstoffarten und ihre Wirkung

Lass uns nun mal schauen, wie sich die unterschiedlichen Treibstoffarten auf folgende Werte auswirken:

- » Gesamtcholesterin
- » LDL
- » HDL

Gesättigte Fettsäuren

(Butter, Fleisch, Kokosfett):

- » Cholesterin steigt
- » LDL steigt
- » HDL steigt

Einfach ungesättigte Fettsäuren

(Olivenöl, Avocado, Nüsse):

- » Cholesterin sinkt
- » LDL sinkt
- » HDL bleibt oder steigt

Mehrfach ungesättigte Fettsäuren, essentiell

(fetter Fisch):

- » Cholesterin sinkt
- » LDL sinkt
- » HDL sinkt

An diesem Vergleich kannst du sehr schön erkennen, wie wichtig es ist, ausgewogen zu essen und weshalb Olivenöl bei mir zu Hause literweise Verwendung findet. Übrigens kannst du durch Sport dein HDL erhöhen.

Kommen wir abschließend zu Fetten, die du unbedingt meiden solltest.

Die Transfettsäuren

Gemeint sind alle industriell gehärteten Pflanzenfette.

In großen Teilen der USA sind Transfettsäuren inzwischen verboten, während es bei uns lediglich Grenzwerte, meist nur für Säuglinge, gibt.

Du erkennst sie auf den Zutatenlisten an folgenden Wortkombinationen:

» gehärtetes Pflanzenfett
» Pflanzenfett gehärtet
» pflanzliches Öl gehärtet

Das medizinische Fachmagazin »New England Journal of Medicine« warnte vor Jahren, dass der tägliche Verzehr von nur 5 Gramm, das Risiko einer Herzerkrankung um 25 % steigen lässt.

In einer großen Portion Pommes frites zum Beispiel, kann (wenn sie mit industriell gehärteten Pflanzenfetten zubereitet wurde) gut und gern die doppelte Menge stecken. Transfettsäuren beeinflussen den Cholesterinwert negativ, da sie LDL erhöhen und HDL senken. Dies führt zu steigenden Blutfettwerten, was wiederum zur Erhöhung des Schlaganfall- bzw. Herzinfarktrisikos führt.

Auch schüren sie entzündliche Prozesse in deinem Körper und fördern die Plaquebildung an den Innenwänden deiner Blutgefäße, was zu Arteriosklerose führen kann. Darüber hinaus steigt das Risiko an Diabetes Typ 2 zu erkranken, da auch durch sie eine Insulinresistenz entstehen kann. Also Augen auf beim Einkauf!

Sie könnten sich verstecken in:

- Schokoriegel
- Fertigprodukte
- frittierte Lebensmittel wie Pommes frites
- Blätterteig
- Brat- und Backfette
- Bratensoßen
- Berliner
- Chicken Nuggets
- Kartoffelchips
- Kekse
- Margarine
- Popcorn
- Tiefkühlpizzen

Ich hoffe die übergeordnete Frage dieses Kapitels ist beantwortet? Die Frage war, ob Fett nun Freund oder Feind ist. Es dürfte klar geworden sein, dass Transfettsäuren nicht zu unseren Freunden gehören und wir sie deshalb meiden sollten.

Im Übrigen ist Fett nicht so schlimm wie sein Ruf. Wichtig ist nur, dass du nicht zu einseitig isst und dass du Omega-3 zusätzlich zuführst, um in deinem Körper ein optimales Omega-3-zu-Omega-6-Verhältnis herzustellen.

Die essentiellen 47

Unser Körper benötigt, um »rund« zu laufen alle 47 essentiellen Stoffe. Ich möchte dir nun einen Überblick geben, welche das sind und wofür sie grob zuständig sind.

10 Aminosäuren

L-Isoleucin

- » BCAA
- » Muskeleiweiß
- » Neusynthese

L-Leucin

- » BCAA
- » Fettverbrennung
- » Eiweißaufbau im Muskel

L-Lysin

- » Virusabwehr (u. a. Herpes)

L-Methionin

- » Krebsvorsorge

L-Phenylalanin

- » Vorstufe von Dopamin und Noradrenalin

L-Threonin

- » gegen Müdigkeit
- » Aufbau von Kollagen

L-Tryptophan

» hilft bei Depressionen
» Vorstufe von Serotonin

L-Valin

» BCAA
» Aufbau und Stärkung von Nervenbahnen

L-Arginin
Siehe Kapitel »Nahrungsergänzungsmittel (NEM) – Sinn oder Unsinn?«

L-Histidin

» Blut
» Immunsystem

Wenn du, wie im Kapitel »Eiweiß – der Baustoff allen Lebens« empfohlen, als Frau 1,5 Gramm Eiweiß und als Mann 2,0 Gramm Eiweiß je Kilogramm Körpergewicht und Tag zuführst, brauchst du dir über einen möglichen Mangel keine Gedanken zu machen.

2 Fettsäuren

Omega-3
Siehe Kapitel »Die mehrfach ungesättigten Fettsäuren«

Omega-6
Siehe Kapitel »Die mehrfach ungesättigten Fettsäuren«

Wenn du, wie im Kapitel »Fett: Freund oder Feind?« empfohlen, Öle mit einem ungünstigen Omega-3- zu Omega-6-Verhältnis gegen gute tauschst und zusätzlich täglich Omega-3 in Form von Nahrungsergänzungsmitteln (3.000 mg EPA/DHA) zuführst, brauchst du dir weder über einen Mangel, noch über ein starkes Ungleichgewicht Gedanken zu machen.

13 Vitamine

Vitamin A

- Augen
- Haut
- Schleimhäute
- Zellschutz

Vitamin B1

- Gehirn
- Nervensystem
- Energiestoffwechsel
- Wundheilung

Vitamin B2

- Antioxidans
- Haut
- Schleimhäute
- Energiestoffwechsel

Vitamin B3 / Niacin

- Herz
- Energiestoffwechsel
- Nervensystem

Vitamin B5 / Pantothensäure

- Abwehrkräfte
- Haarwachstum
- Haut
- Schleimhäute

Vitamin B6

- Blutzuckerspiegel
- Blutfarbstoff
- Eiweißstoffwechsel
- Fettstoffwechsel
- Nervensystem
- Sauerstofftransport

Vitamin B7 / H / Biotin

- Energiestoffwechsel
- Fingernägel
- Haare
- Haut

Vitamin B9 / Folsäure

- Blutbildung
- Gefäße
- Wachstum (wichtig bei Schwangerschaft)

Vitamin B12

- Bildung roter Blutkörperchen
- Eisenstoffwechsel
- Energiestoffwechsel
- Gehirn
- Nerven
- Zellteilung

Vitamin C

» Abwehrkräfte
» Antioxidans
» Bindegewebe
» Eisenstoffwechsel
» Fettverbrennung
» Knochen
» Laune
» Wundheilung
» Zellschutz

Vitamin D

Siehe Kapitel »Pflicht-Nahrungsergänzungsmittel«

Vitamin E

» Haut
» UV-Schutz
» Zellschutz vor Umweltgiften

Vitamin K

» Blutgerinnung
» Knochen
» Zellwachstum

22 Mineralien und Spurenelemente

Chlorid

- » Magensäure
- » osmotischer Druck

Chrom

- » starkes Oxidationsmittel
- » wirkt bei erhöhtem Blutzucker

Eisen

- » Energiegewinnung
- » Sauerstofftransport

Fluorid

- » in homöopathischen Dosen wichtig für den Stoffwechsel

Jod

- » Bildung von Schilddrüsenhormonen
- » Stoffwechsel

Kalium

- » Nerven
- » Muskeln
- » Wasserhaushalt

Kalzium

- » Knochen
- » Zähne
- » Blutgerinnung

- » Muskelkontraktion
- » Nervensystem

Kobalt
- » Bestandteil von B12 und B9
- » Blutbildung
- » Genschalter

Kupfer
- » Abwehrsystem
- » Haare
- » Haut
- » Knochenaufbau
- » Wundheilung

Lithium
- » Gehirnstoffwechsel
- » Stimmungslage

Magnesium
Siehe Kapitel »Kann-Nahrungsergänzungsmittel«

Molybdän
- » Eisenaufnahme
- » Enzymstoffwechsel
- » Harnstoffwechsel

Natrium
- » Herz
- » Nerven

Natrium

- » Säure- und Basenhaushalt
- » Wasserhaushalt

Nickel

- » Baustein für Eiweiß
- » Darmtätigkeit
- » Eisenaufnahme

Phosphor

- » Knochen
- » Zähne
- » Zellwände

Rubidium

- » Wichtig in der Schwangerschaft
- » Zentrales Nervensystem

Schwefel

- » Entgiftung
- » Haare
- » Haut
- » Nägel

Selen

- » Antioxidans
- » Entgiftung
- » Immunsystem
- » Schilddrüse

Silizium

» Haare
» Haut
» Knochen

Vanadium

» Knochen
» Zuckerstoffwechsel

Zink

» Eiweißstoffwechsel
» Enzyme
» Haut
» Immunsystem
» Sexualhormone
» Zellschutz

Es wäre eine vage Behauptung zu schreiben, dass du mit Ausnahme von Vitamin D wahrscheinlich keinen Mangel an Vitaminen, Mineralien und Spurenelementen hast. Deshalb empfehle ich dir, einmal im Jahr ein Blutbild erstellen zu lassen, denn nur das gibt Gewissheit. Mängel kannst du dann gezielt ausgleichen.

Bei mir hat sich zum Beispiel herausgestellt, dass mein Magnesiumspiegel immer im Keller war. Seither ergänze ich Magnesium regelmäßig.

Da 35 der zuvor erwähnten essentiellen Stoffe in Gemüse und Obst stecken, möchte ich genau das mit dir im nächsten Schritt anschauen.

Wichtig: Falls du Medikamente einnimmst, solltest du die Einnahme von Vitaminen, Mineralien und Spurenelementen unbedingt mit deinem Arzt besprechen. Es kann nämlich zu Wechselwirkungen kommen.

Überdosiere keinesfalls eigenhändig!

Ich kenne zum Beispiel Jungs, die sich im Internet hochdosiertes Zink aus dem Ausland bestellen, weil sie mal gehört haben, dass Zink wichtig für die Produktion von Sexualhormonen ist. Das stimmt auch so weit, doch der Denkfehler ist, zu glauben, dass viel Zink, viel Testosteron bedeutet. Schön wär's, wenn es so einfach wäre.

Sie überdosieren Zink nun dauerhaft und stören so ihren Kupfer- und Eisenstatus. Im dümmsten Fall senken sie ihr HDL-Cholesterin und stören ihren Fettstoffwechsel und die Immunabwehr.

Gemüse

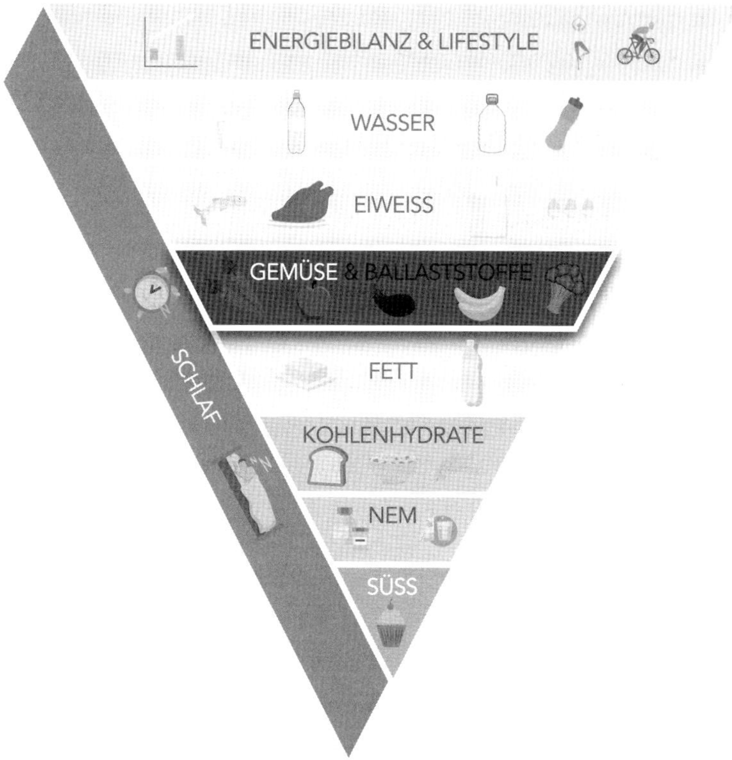

Was würdest du tun, wenn ich dir ein Wundermittel anbieten würde, welches:

» als Zellschutz wirkt
» Antioxidantien liefert, die freie Radikale bekämpfen und so Stress herunterregulieren
» das Immunsystem stärkt
» das Risiko für Augenerkrankungen senkt

- das Risiko für bestimmte Krebserkrankungen (Darmkrebs) senkt
- das Risiko für Herz-Kreislauferkrankungen senkt
- deinen Cholesterinspiegel senkt
- deinen Darm auf Trab hält
- Entzündungen reduziert
- günstig ist
- Knochen stärkt
- Knochenschwund vorbeugt
- sättigt und gleichzeitig kaum Kalorien liefert
- Vitamine, Mineralstoffe, Ballaststoffe, Spurenelemente und sekundäre Pflanzenstoffe liefert

Würdest du dieses Wundermittel kaufen?

Es gibt dieses Wundermittel. Direkt aus der Natur. Es heißt Gemüse! Gemüse ist reich an Ballaststoffen, Vitaminen, Mineralstoffen und sekundären Pflanzenstoffen. Es liefert 35 der 47 essentiellen Stoffe. Gleichzeitig enthält ein Kilogramm Gemüse im Schnitt gerade mal nur 300 – 400 Kilokalorien. Es besteht nämlich zu rund 75 – 95 % aus Wasser.

Deshalb lautet Fettkiller-Code Teil III:

»Iss Gemüse nach der
Formel Körpergewicht x 10 in Gramm.«

Für eine 60 Kilo leichte Frau würde das bedeuten: 60 x 10 = 600 Gramm Gemüse.

Bei einem 100-Kilo-Mann: 100 Kilogramm x 10 = 1.000 Gramm Gemüse.

Wieso so viel? Gegenfrage: »Wieso essen wir so wenig davon?« Der Deutsche isst im Schnitt nur 200 Gramm am Tag. Südeuropäer deutlich mehr.

Ich glaube, die Antwort zu kennen. Wir haben es (möglicherweise) nie gelernt. Wenn du in einem Restaurant ein Filetsteak mit Gemüse und Rosmarinkartoffeln bestellst, wie »groß« fällt die Gemüseportion aus? Klein! Dabei ist Gemüse günstig und gesund. Ich verstehe das nie. Ich bestelle oft eine doppelte Portion Gemüse und auch das ist dann immer noch wenig.

Köche haben den Anspruch, dass die Teller schön aussehen und Platz für Deko bleibt. Deshalb würden die Fotos und Videos meiner Mahlzeiten, die ich in meiner Instagram- und Facebook-Story poste, nie einen Design-Preis gewinnen. Die Gemüseportionen den Preis für Gesundheit schon.

Letztlich fehlt uns nur das Bewusstsein, und genau das möchte ich in diesem Buch wecken. Iss Gemüse. Viel! Möglichst frisch. Kaufe regional und saisonal. Wasche es gründlich. Dünste oder gare es kurz, dann bleiben mehr Vitalstoffe erhalten als beim Kochen.

Übrigens, je länger Gemüse kocht, desto mehr Vitalstoffe und Geschmack gehen verloren.

Es spricht auch nichts gegen Tiefkühlgemüse. Insbesondere im Winter, wenn du nicht regional und saisonal kaufen kannst.

Top 20 Gemüsesorten

» Avocado
» Brokkoli
» Chicoreé
» Erbsen
» Fenchel
» Ingwer
» Kohl – alle Formen und Farben
» Lauch
» Linsen
» Möhren
» Paprika – alle Farben
» Petersilie
» Rote Beete
» Schwarzwurzel
» Sauerkraut
» Spinat
» Spargel
» Tomaten
» Zucchini
» Zwiebel

Sollte dein Lieblingsgemüse nicht in den Top 20 aufgeführt sein, iss es trotzdem.

Es heißt deswegen ja nicht, dass es schlecht ist. Dies soll lediglich eine Übersicht (alphabetisch) sein.

Vielleicht fotografierst du sie und schaust sie dir bei deinem nächsten Einkauf an? Natürlich gehören auch jegliche Sorten von Salaten dazu.

Rezepttipp: »Kräuterquark mit Gemüse-Sticks« zum Chillen auf der Couch

Kräuterquark:

- Magerquark
- Zwiebeln
- Knoblauch
- Schnittlauch
- Leinöl
- Pfeffer
- Salz
- alles durch Zugabe von Wasser nach Belieben cremig rühren

Dazu Gemüse in pommesähnliche Sticks schneiden:

- Paprika
- Salatgurke
- Kohlrabi
- Möhren

Und was ist mit Obst? Gern kannst du als Kohlenhydrat-Typ 20 % Gemüse durch Obst ersetzen. Iss es am besten in der ersten Tageshälfte.

Das würde in dem Beispiel zuvor bedeuten:
Für die 60 Kilo leichte Frau: 120 g Obst + 480 g Gemüse
Für den 100-Kilo-Mann: 200 g Obst + 800 g Gemüse

Fett-Typen sollten Obst meiden und Misch-Typen nur dunkle Beeren wählen. Beim Gemüse hingegen gibt es keine Einschränkung. Noch nicht mal bei der Menge.

Top 20 Obstsorten

- Ananas
- Aprikose
- Apfel
- Banane
- Birne
- Brombeere
- Erdbeere
- Grapefruit
- Heidelbeere
- Himbeere
- Kirschen
- Kiwi
- Mandarine
- Mango
- Orange
- Pflaume
- Sauerkirsche
- Schwarze Johannesbeere
- Trauben
- Zitrone

Auch diese Top 20 sollen für dich lediglich ein Überblick sein.

Trockenobst habe ich bewusst weggelassen und kann es auch nicht empfehlen. Es liefert viel Fruktose und kann deshalb dazu beitragen, dass du eine nicht-alkoholische Fettleber entwickelst. Siehe auch das Kapitel »Fruktose«.

Zum Thema Obst noch eine wichtige Anmerkung. Du solltest es essen, nicht trinken. Auch keine Fruchtsäfte und Smoothies. Smoothies? Die sind doch gesund!? Ja, vielleicht wenn du ihn dir selbst bastelst und er aus über 90 % Gemüse besteht. Gekaufte Smoothies sind Fruktosebomben, die, wie Trockenobst, eine nicht-alkoholische Fettleber begünstigen können. Hinzu kommt, dass dein Körper kein Sättigungssignal für flüssige Kohlenhydrate kennt.

Das gilt übrigens für alle zuckerhaltigen Getränke, ob Cola, Latte Macchiato oder der frisch gepresste Orangensaft. Auch hier macht letztlich die Dosis das Gift, und wir sollten nach Ernährungs-Typ entscheiden. Ich bin Kohlenhydrat-Typ und meide solche Getränke trotzdem. Ich spare mir so viele unnötige Kalorien.

Bevor du jetzt einen falschen Eindruck von mir erhältst und eventuell aufgrund dieser Aussage denkst, ich sei der totale Asket, lass dir gesagt sein, dem ist nicht so. Ich bin Kaffee-Junkie und Rotweinliebhaber. Vorzugsweise aus Italien oder Spanien. Im Übrigen trinke ich Wasser.

Okay, ich mag auch Pizza. Und Pommes. Und Burger. Und … Genug jetzt und zurück zum Thema.

Für ein Glas Apfelsaft braucht es bis zu 5 Äpfel. Überlege mal, was schneller geht. Ein Glas Apfelsaft zu trinken oder 5 Äpfel zu essen? Ein Glas naturtrüber Apfelsaft liefert mehr Kalorien als die gleiche Menge Cola. Verrückt – oder?

Wenn du Obst isst, stellt sich allein durch das Kauen ein Sättigungseffekt ein. Beim Kauen wird das Enzym Amylase gebildet, welches die ersten Sättigungssignale an dein Gehirn sendet.

Iss Obst und trinke es nicht.

Das unterschätzte Organ: der Darm

Heute ist das Thema Darm und Darmgesundheit in aller Munde. Zu Recht wie ich finde, denn er wird auch als das Tor zur Gesundheit bezeichnet.

In unserem Darm leben rund 100 Billionen Mikroorganismen. Nur ein Gramm davon beherbergt mehr Lebewesen als unsere Mutter Erde Menschen. Etwa 70 bis 80 % aller Zellen, die Antikörper produzieren, stecken in unserer Darmschleimhaut. Deshalb wird unser Darm auch gern als das Zentrum unserer Immunabwehr bezeichnet. Ist er gestört, sind wir infektanfälliger.

Führende Wissenschaftler sind sich inzwischen einig, dass unser Darm nicht nur unser Immunsystem und somit unsere Gesundheit maßgeblich beeinflusst, sondern auch unsere Gefühle und Entscheidungen. Er steht nämlich über eine direkte Nervenverbindung – u.a. dem Vagus-Nerv – im Kontakt zu unserem Gehirn. Manche reden deshalb auch von unserem »Darmgehirn«. Unsere Stimmungslage und Wohlbefinden ist maßgeblich von unserer Darmgesundheit abhängig. Psychische Erkrankungen und Depression können durch die Stärkung des Darms positiv beeinflusst werden. Darüber hinaus besteht auch eine Verbindung zu unserem wichtigsten Entgiftungsorgan, unserer Leber. Ein gesunder Darm erkennt Giftstoffe und eliminiert sie. Ist er geschwächt, sammeln sich zunehmend Schadstoffe an.

Stehen wir unter starkem Stress, werden Stresshormone freigesetzt, die unsere Darmtätigkeit blockieren.

Eine Art Überlebensfunktion aus der Urzeit. Wurden wir in der Urzeit von einem Säbelzahntiger angegriffen, mussten wir Höchstleistungen erbringen. Das Blut wurde aus dem Darm abgezogen und dorthin gepumpt, wo es gebraucht wurde, nämlich in erster Linie in unsere Beine. Die Darmtätigkeit kam zum Erliegen. Diese Urfunktion schlummert immer noch in uns und ist mitunter Grund für Übergewicht bei sehr gestressten Menschen. Stress und wenig, beziehungsweise gestörter Schlaf (siehe auch Kapitel »Schlaf ist das beste Anti-Aging«) schwächen unseren Darm am meisten.

Interessant ist auch, dass unser Darm maßgeblich Einfluss auf unser Körpergewicht nimmt. Wissenschaftler fanden zunächst in Tier- und später auch in Humanstudien heraus, dass es »dickmachende« (Fimicutes) und »schlankmachende« (Bacteroidetes) Darmbakterien gibt.

Einer an chronischer Darmentzündung leidenden Mutter wurden beispielsweise die Darmbakterien ihrer übergewichtigen Tochter mittels Stuhltransplantation eingepflanzt. Die Ärzte konnten durch diesen Eingriff zwar die Darmentzündungen der Mutter heilen, pflanzten ihr jedoch ohne es zu wissen die dickmachenden Darmbakterien ihrer Tochter ein. Zum Zeitpunkt der Operation wog die Mutter 61 Kilogramm. Zwei Jahre später 80 Kilogramm. Und das, obwohl sie ihre Ernährungsgewohnheiten nicht veränderte.

Um dieses Beispiel wissenschaftlich korrekt zu betrachten, wäre es interessant zu wissen, was die Mutter vor der chronischen Darmerkrankung wog? Denn bei einer solchen Erkrankung können viele Kilos aufgrund der fehlenden Nahrungsaufnahmefähigkeit des Darms verloren gegangen sein. Durch das »Impfen« mit dem gesunden Bakterienstamm der Tochter konnte die Entzündung ausheilen. Ihr Darm arbeitete wieder »normal«. Die Gewichtszunahme könnte infolge der abklingenden Entzündung erklärt werden.

Wie du ein weiteres Mal siehst, der Mensch ist immer komplex zu betrachten.

Kennst du im Gegenzug Menschen, die essen können, was sie wollen und nicht zunehmen? Omi würde sagen, sie sind gute Futterverwerter. Omi liegt allerdings daneben, denn solche Menschen beherbergen mehr der schlankmachenden Darmbakterien, und diese sind stinkefaul. Sie lassen wertvolle Nahrung vorbeiziehen, ohne sie zu verwerten, während die dickmachenden Darmbakterien fleißig sind. Sie ziehen teilweise aus Ballaststoffen Energie raus, wo im Prinzip keine ist. Das macht bis zu 150 Kilokalorien am Tag mehr aus, wie eine Studie der amerikanischen Gesundheitsbehörde an 21 Personen ergab. Das kann innerhalb eines Jahres zu bis zu 10 Kilogramm Übergewicht führen. Bei diesen Menschen funktionieren keine Kalorientabellen.

Das trifft auf fast alle übergewichtigen Menschen zu, denn bei ihnen herrscht häufig ein Ungleichgewicht beider Bakterienstämme.

Hinweise für einen gestörten Darm könnten sein:

- Allergien
- Anzeichen von Arthrose
- Autoimmunerkrankungen (z. B. Rheuma, Hashimoto, Multiple Sklerose)
- dauerhaft sehr harter oder sehr weicher Stuhlgang
- depressive Verstimmungen
- Energie- und Antriebslosigkeit
- fettiges oder sehr trockenes Hautbild
- häufig Phasen der Unzufriedenheit
- häufig unangenehmer Blähbauch nach dem Essen
- langanhaltendes Völlegefühl nach dem Essen
- Nahrungsunverträglichkeiten
- ständige Müdigkeit
- Übergewicht

Das solltest du vermeiden:

- Dauerstress
- Gliadine aus Weizen (schwächen den Darm)
- übermäßiger Alkoholkonsum
- übermäßig viel Gluten (führen zu Darmentzündungen)
- viel Zucker
- wenig Schlaf (siehe auch Kapitel »Schlaf ist das beste Anti-Aging«)

Übrigens wird die Häufigkeit des »großen Geschäfts« von der Wissenschaft mit mindestens dreimal in der Woche, bis dreimal am Tag, als normal bezeichnet.

Die Konsistenz sollte Typ 3 oder 4 auf dem Bristol Stool Chart entsprechen.

Tipps für einen gesunden Darm und mehr »schlankmachende« Darmbakterien:

- ballaststoffreiche Ernährung
- Fasten / unterbrochenes Fasten
- viel Gemüse (Chicorée, Sauerkraut)
- Haferflocken
- langsam Essen (20 – 30 x Kauen)
- L-Glutamin – siehe auch Kapitel »Spezielle Nahrungsergänzungsmittel«
- Obst (Äpfel, grüne Bananen)
- ohne Ablenkung Essen (Mobiltelefon, Laptop, Fernseher)
- Pro- und Präbiotika (Buttermilch, Kefir, Naturjoghurt, Schwarzwurzel)
- resistente Stärke – siehe auch Kapitel »Ballaststoffe«
- Schwarzer Kaffee
- viel Bewegung
- Wasser 30 – 40 ml je Kilogramm Körpergewicht täglich
- Zeit nehmen zum Essen (nicht To-Go)
- Zuckerverzicht

Buchempfehlung: »Darm mit Charme« von Giulia Enders

Ballaststoffe

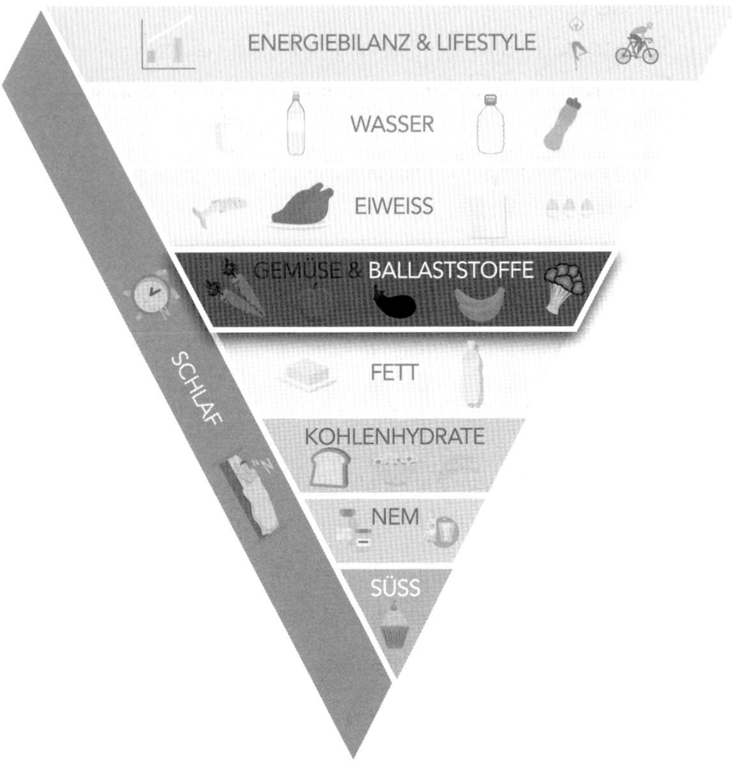

Wie du zuvor sehen konntest, tragen Ballaststoffe zu einem gesunden Darm bei. Sie sind nicht nur ein guter Trainingspartner für deinen Darm und fördern die Verdauung, sondern sie sättigen auch.

Die täglich empfohlene Menge liegt bei ca. 30 Gramm. Der Deutsche kommt im Schnitt gerade mal auf die Hälfte. Dabei würden rund 30 Gramm täglich dazu beitragen, dass das Darmkrebsrisiko sinkt.

Besonders ballaststoffreiche Quellen sind:

- » Nüsse (alle)
- » Samen (Chiasamen, Flohsamen, Leinsamen)
- » Getreide (Dinkel, Gerste, Haferflocken, Mais, Vollkorn)
- » Hülsenfrüchte (Erbsen, Bohnen, Linsen)
- » Gemüse (Brokkoli, Fenchel, Kohl alle Sorten, Möhren, Wirsing)
- » Obst (Apfel, Aprikose, Birne, Johannisbeere, Pflaumen, Pfirsich)

> Tipp: Lass Kartoffeln oder Reis komplett auskühlen, dann entsteht resistente Stärke. Resistente Stärke kann unser Darm nicht abbauen. Somit liefern Kartoffeln und Reis mehr Ballaststoffe und weniger Kalorien. Du kannst sie nach dem Abkühlen gern wieder erhitzen, sie verlieren dadurch diese positive Eigenschaft nicht.

Schlaf ist das beste Anti-Aging

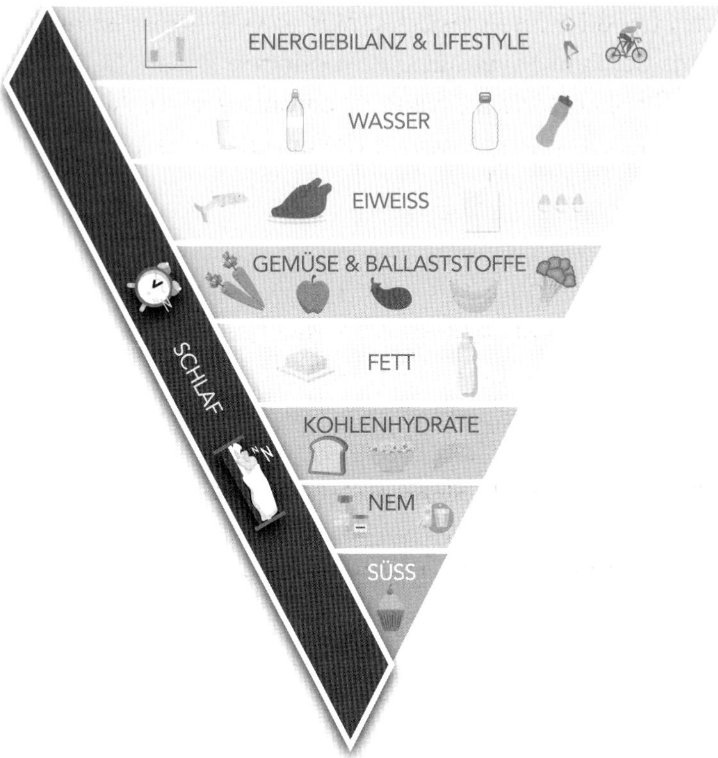

Schlaf ist so elementar wichtig, dass ich ihn unbedingt mit in die Pyramide einbauen wollte. Doch wo? Welchen Stellenwert sollte ich ihm zuteilwerden lassen? Irgendwann kam ich auf die Idee, die Pyramide auf Schlaf zu betten. Wie eine Matratze. Das gefiel mir, denn unsere Gesundheit ist irgendwie auf gutem Schlaf gebettet.

Doch wie kannst du deinen Schlaf verbessern? Wo sollst du anfangen? Häufig lautet hier der erste Tipp: »Stress runter«.

Stimmt ja auch, doch wie? Zu diesem Thema habe ich ein Buch geschrieben. Falls es dich interessiert, es heißt »Fabelhaft fit in 8 Minuten täglich«. Nur so viel, Stress ist erst mal nichts Schlimmes, er hat uns überleben lassen. Bedenklich wird Stress erst dann, wenn er chronisch wird. Also Dauerstress. Dauerstress bedeutet viel und dauerhaft Cortisol.

Cortisol

Cortisol ist ein Stresshormon, das starken Einfluss auf unseren Schlaf nimmt. Wenn wir in der Urzeit von Säbelzahntigern umzingelt waren, war ein Tiefschlaf kontraproduktiv. Der hohe Cortisolspiegel hielt uns quasi an der Oberfläche von Wachsein und jederzeit in Leistungsbereitschaft. Deshalb lautet ja auch einer meiner wichtigsten Anti-Stresstipps: Bewegung. Bewegung als Stressventil, denn jede Reaktion auf Stress in der Urzeit war eine körperliche: Flucht oder Kampf. Cortisol nimmt Einfluss auf unseren Blutzuckerspiegel. Es treibt ihn in die Höhe. Das wiederum begünstigt auf Dauer die Entstehung von Diabetes Typ 2. Ein ständig erhöhter Cortisolspiegel lässt uns darüber hinaus schneller altern, was im Umkehrschluss bedeutet, dass ein niedriger Cortisolspiegel und guter Schlaf das beste Anti-Aging ist.

Anti-Aging

Die Regeneration und Reparatur deiner Zellen, auch die deiner Haut, finden vorwiegend in der Nacht statt. Wichtig dabei ist zum einen das Hormon Melatonin, welches als Radikalfänger fungiert und die Zellen schützt.

Die größere Rolle spielt das Wachstumshormon Somatropin, welches sich viele internationale Stars und Sternchen als Anti-Aging spritzen. Somatropin repariert beschädigte Zellen. Auch die deiner Haut. Dieses »Anti-Aging-Hormon« wird vermehrt in den Tiefschlafphasen ausgeschüttet. Somit ist nicht nur die Schlafdauer, sondern insbesondere die Schlafqualität entscheidend.

Schlafphasen

Nach der Einschlafphase durchläufst du immer wieder eine ähnliche Abfolge von Leicht- und Tiefschlafphasen. Ein solcher Zyklus dauert rund 90 Minuten. Wie du ja weißt, ist jeder Mensch unterschiedlich. Deshalb können es auch gut 5 Minuten mehr oder weniger sein.

Als optimal erachten Schlafforscher zum einen 5 Schlafphasen und zum anderen den Zeitpunkt des Aufwachens. Dieser findet nämlich idealerweise am Ende einer Schlafphase satt. Wissenschaftler fanden in diesem Zusammenhang heraus, dass jemand, der nur 4 Zyklen schläft (ca. 6 Stunden), ausgeruhter ist als jemand, der 8 – 10 Stunden geschlafen hat, aber seinen Zyklus nicht beenden konnte, weil er vorher geweckt wurde. Dies erklärt auch, weshalb manche Menschen mit 6,5 Stunden Schlaf fitter sein können, als andere, die 8,5 Stunden geschlafen haben.

> **Tipp:** Schlafe wann immer es geht ohne Wecker. Wenn du ohne Störung - von allein - aufwachst, wird dein Schlaf am erholsamsten sein. Es gibt inzwischen spezielle Tools, die deine Schlafphasen aufzeichnen

> und dich am Ende einer solchen aufwecken. Ich kann dir allerdings keine Empfehlung aussprechen, da ich auf diesem Gebiet wenig Erfahrung habe. Hinzu kommt, dass solche Tools unter Schlafforschern umstritten sind.

Das ideale lebensverlängernde Schlafmaß geben Schlafforscher übrigens mit 7 – 8 Stunden an. Logisch - oder? 5 x 90 Minuten = 7,5 Stunden.

Schlafmangel und Übergewicht

Eine Londoner Studie zeigte, dass Menschen die dauerhaft unter 5 Stunden schliefen, im Schnitt knapp 400 Kilokalorien mehr zu sich nahmen als eine Vergleichsgruppe, die rund 8 Stunden schlief. Obwohl die Kurzschläfer länger wach waren bewegten sie sich nicht soviel mehr, um die mehr aufgenommenen Kalorien wieder zu verbrauchen.

Es kam zu Übergewicht.

Wissenschaftler erklärten, dass dies in erster Linie mit den Hungerhormonen Ghrelin und Leptin sowie dem zuvor beschriebenen Stresshormon Cortisol zu tun habe.

Schlafmangel führt dazu, dass Leptin runter und Ghrelin hoch geht.

Leptin runter = viel Hunger
Ghrelin hoch = noch mehr Hunger

Darüber hinaus führt ein niedriger Leptinspiegel zu Schlafstörungen.

Gedankenhygiene

Ich stelle jetzt mal eine dicke Behauptung auf: Schlechter Schlaf geht mit einem schlechten Lifestyle einher. Damit ist auch und insbesondere die Gedankenhygiene gemeint. Doch dazu gleich mehr.

Schlechter Lifestyle = schlechter Schlaf
Guter Lifestyle = guter Schlaf

Schau dazu auf die Pyramide. Stimmt deine Energiebilanz? Bist du normalgewichtig? Nimmst du Medikamente? Hast du Bluthochdruck? Bekommt dein Körper alle essentiellen 47? Ist dein Darm gesund? Hast du Dauerstress? Schon ein Parameter kann ausschlaggebend sein, dass es mit einem erholsamen Schlaf nicht klappt. Der Mensch ist komplex.
Die gute Nachricht dabei ist, dass sich deine Schlafqualität immens verbessern kann, wenn du die Tipps in diesem Buch beherzigst.

Gewicht geht runter = der Schlaf verbessert sich.
Weniger Alkohol = der Schlaf verbessert sich.
Magnesiumspiegel geht hoch = der Schlaf verbessert sich.
Omega-3-Spiegel geht hoch = der Schlaf verbessert sich.
Vitamin-D-Spiegel geht hoch = der Schlaf verbessert sich.
Stress geht runter = der Schlaf verbessert sich.

Ich glaube, dass das Zusammenspiel zwischen schlechtem Schlaf und schlechtem Lifestyle ähnlich ist wie mit Ei und Henne. Wer war zuerst da?

Erinnerst du dich an deine Kindheit? Wie hast du als Kind geschlafen? Wie ein Stein schätze ich? Ich habe als Kind so fest geschlafen, dass ich sogar die Sirenen der freiwilligen Feuerwehr nachts nicht gehört habe. Kinder haben einen tiefen, festen Schlaf. Dabei spielt sicherlich eine Rolle, dass sie sich weniger Stress und Sorgen machen. Ja, du hast richtig gelesen, machen.

Was ich damit sagen will ist, dass viele Menschen mitunter schlecht schlafen, weil sie ihr Unterbewusstsein mit negativen Informationen füttern.

Hast du mal einen Horrorfilm oder Thriller geschaut und in der Nacht danach schlecht geschlafen und sogar davon geträumt?

Unser Unterbewusstsein arbeitet 24 Stunden am Tag. Also auch in der Nacht. Es verarbeitet solche Informationen.

Ich frage mich, wie ein Mensch gut schlafen soll, wenn er als letztes, bevor er ins Bett geht, »Mysteriöse Todesfälle« oder das »RTL-Nachtjournal« schaut? Wie soll das gehen?

Mein wahrscheinlich wichtigster Tipp für einen guten Schlaf ist: Beschäftige dich vor dem Zubettgehen mit positiven Dingen. Schau keinesfalls Nachrichten.

Ich zum Beispiel schaue seit Jahren keine Nachrichten, lese keine Tageszeitung, und in meinem Auto läuft auch kein Radio. Und weißt du was, die Welt dreht sich trotzdem weiter.

Was? Und wie bekommst du mit, was in der Welt passiert?

Gar nicht. Beziehungsweise nur sehr wenig, denn wenn etwas wirklich Schlimmes passiert, dann wird es auch durch Facebook getrieben. Dort bin ich aktiv.

Mal eine provokante Frage: Warum soll ich mitbekommen, was in der Welt Schlimmes passiert? Warum? Was ändert das? Soll ich mich dann mit Menschen zusammentun, die den ganzen Tag jammern, wie schlimm doch alles ist? Was würde sich ändern, wenn ich jeden Tag schreckliche Dinge auf Facebook teilen würde? An den Dingen, die in der Welt passieren, würde sich null Komma null, nichts ändern. Bei mir schon. Ich würde mich auf Dauer vergiften. Ich wäre ständig schlecht drauf und hätte Angst vor der Zukunft.

Unser Unterbewusstsein ist sensibel.

Ich bin auf dieser Erde, um etwas zu verändern. Ich möchte Menschen aufheitern und motivieren, ein bewusst gutes Leben zu führen. Ich möchte Menschen helfen, schlank, fit und gesund zu werden. Mehr dazu übrigens im Kapitel »Warum ich tue, was ich tue«.

Wie sollen Menschen, die sich tagein, tagaus nur mit negativen Dingen beschäftigen, glücklich werden? Sie fangen an, sich Sorgen zu machen, die sie vorher nicht hatten. Und diese Sorgen nehmen sie mit in den Schlaf.

Deshalb mein Tipp: Tu du das nicht!

Beschäftige dich insbesondere abends mit positiven Dingen. Führe beispielsweise ein Positivtagebuch. Leg dir ein kleines Buch auf den Nachttisch und schreibe jeden Abend drei positive Dinge auf, die dir den Tag über passiert sind. Auch ich mache das immer wieder. Anfangs fiel mir diese Übung nicht leicht, doch je öfter du sie machst, desto mehr fokussierst du dich auf positive Dinge. Tagsüber im Hier und Jetzt – wo übrigens das Leben stattfindet.
Das können Dinge sein wie:

- Heute habe ich völlig unerwartet eine frühere Klassenkameradin getroffen.
- Ich wurde an der Kasse von einem netten Mensch vorgelassen.
- Nachdem ich getankt habe, sind die Literpreise um 5 Cent gestiegen.
- Ich habe Vorfahrt bekommen, obwohl sie mir nicht zustand.

Nimm diese Erinnerungen mit in deinen Schlaf.

Du kannst zusätzlich ein Dankbarkeitsritual durchführen. Das kann jeden Abend das gleiche sein. Sage dir auf, wofür du dankbar bist. Für dein Leben, deine Familie, deine Freunde, dein Zuhause, was auch immer.

Auch morgens ist dein Unterbewusstsein sehr sensibel.

Viele Menschen lassen sich morgens mit den 6-Uhr-Nachrichten wecken. Das ist Gift fürs Unterbewusstsein!

Beschäftige dich auch morgens erst mal mit positiven Dingen. Du wirst lachen, bei mir sind das meine Katzen. Sie bringen mich gut drauf. Ich bin ein Morgenmuffel, solltest du wissen. Ich brauche Zeit zum Hochfahren.

Versteh mich jetzt bitte nicht falsch. Ich will damit nicht sagen, dass du dich komplett abschotten sollst. Mir ist es wichtig, dass du über die vergangenen Zeilen mal nachdenkst. Vielleicht gibt es Parallelen?

Falls du von Berufs wegen Nachrichten schauen »musst«, dann überlege, ob nicht einmal am Tag ausreicht? Und ob es möglich ist, sie in die Mittagszeit zu verlegen? Oder wenigstens später am Morgen? Doch streiche sie abends spät und morgens früh von deiner Agenda und schau mal, ob sich dein Schlaf in den nächsten Wochen verbessert.

Tipps für einen besseren Schlaf:

- » Beschäftige dich gleich morgens mit positiven Dingen.
- » Die Matratzen sollten nicht älter als 10 Jahre sein.
- » Führe ein Positiv-Tagebuch.
- » Führe vor dem Einschlafen ein Dankbarkeitsritual durch.

- Komme abends zur Ruhe und dimme das Licht, sodass dein Körper das Schlafhormon Melatonin produzieren kann.
- Meide Elektroquellen in Kopfnähe (Smartphone mindestens auf Flugmodus).
- Meide negative Botschaften (Nachrichten, Horrorfilme) vor dem Schlafengehen.
- Nutze Apps, die dich in der richtigen Schlafphase wecken.
- Schlafe im Dunklen.
- Schlafe, wann immer es dir möglich ist, ohne Wecker.
- Sorge für ein gut gelüftetes Schlafzimmer.
- Sorge für einen hohen Magnesiumspiegel (siehe auch Kapitel »Kann-Nahrungsergänzungsmittel«).
- Sorge für einen hohen Omega-3-Spiegel (siehe auch Kapitel »Die mehrfach ungesättigten Fettsäuren«).
- Sorge für einen hohen Vitamin-D-Spiegel (siehe auch Kapitel »Pflicht-Nahrungsergänzungsmittel«).
- Sorge für eine Raumtemperatur zwischen 15 und 18 Grad Celsius.
- Stress runter (siehe auch mein Buch oder Hörbuch »Fabelhaft fit in 8 Minuten täglich«).

Dein Fettkillercode

W=30-40ML+E=F:1,5G-M:2,0G+G=KGx10

Dein Fettkillercode ist dreiteilig und möglicherweise hast du ihn schon selbst entschlüsselt.

W=30-40ML+E=F:1,5G-M:2,0G+G=KGx10

»Trinke 30 bis 40 Milliliter Wasser je Kilogramm Körpergewicht am Tag.«

W=30-40ML+**E=F:1,5G-M:2,0G**+G=KGx10

»Gib jeder Mahlzeit eine Eiweißquelle, sodass du als Frau auf 1,5 Gramm und als Mann auf 2,0 Gramm Eiweiß je Kilogramm Körpergewicht und Tag kommst.«

W=30-40ML+E=F:1,5G-M:2,0G+**G=KGx10**

»Iss Gemüse nach der Formel Körpergewicht x 10 in Gramm.«

Warum ich tue, was ich tue

Ich hatte ja anfangs versprochen, dir noch ein paar persönlche Einblicke in mein Leben zu geben, sodass du verstehst, weshalb ich dieses Buch geschrieben habe und weshalb ich tue, was ich tue.

Ich wurde am 28. Dezember 1968 als ältester von drei Jungs in Mainz am Rhein geboren. Aufgewachsen bin ich im rheinhessischen Nieder-Olm. Dort trat ich im Alter von 6 Jahren dem örtlichen Turnverein bei und versuchte mich in verschiedenen Sportarten, doch nichts sollte mir so richtig Spaß machen.

Mich faszinierten schon recht früh Muskelmänner. Ich war Fan von Bruce Lee, Poppey und »Big Jim«-Figuren. Falls du diese Figuren nicht kennst, google sie mal, echt lustig! Manche haben »Drücker« auf dem Rücken, mit denen du Handkantenschläge auslösen kannst.

Mit 12 versuchte ich mich im Judo. Ich dachte, ich würde dort zum Bruce Lee ausgebildet, doch weit gefehlt. Judo war mir zu unspektakulär. Und zu streng. Ich war ein sehr schmächtiger und vorlauter Junge und musste ständig Strafliegestützen machen. Etwa zur selben Zeit begann ich mit meinen ersten Ferienjobs. Ich pflückte Obst bei meinen Großeltern, die Landwirtschaft hatten. Als ich mit 13 genug Geld zusammenhatte, kaufte ich mir eine Kettler-Hantelbank.

Ich weiß noch wie heute, dass ich das männliche Model der Werbeanzeige bewunderte. So wollte ich aussehen!

Kaum stand die Bank in meinem Kinderzimmer ging es auch schon los. Ich trainierte wie ein Verrückter, doch nicht nur das, ich schrieb meine ersten Trainingspläne für meine Klassenkameraden, die fortan regelmäßig bei mir ein- und ausgingen.

Mit 17 dann – immer noch mit Bruce Lee im Hinterkopf – erfuhr ich davon, dass ein paar Jungs im »Boxclub Mainz-Kostheim« ein Probetraining machen wollten. Boxen ist zwar kein Kung Fu dachte ich, doch was soll's, der »Boxclub Kostheim« war bekannt. Sie stellten fast in jeder Gewichtsklasse Hessen- und deutsche Meister. Nach dem Probetraining war es um mich geschehen. Das war es, was ich wollte.

Ich wohnte zu diesem Zeitpunkt noch zu Hause und hatte ein schwieriges Elternhaus. Meine Mutter hätte mir niemals erlaubt, dass ich boxe. Und mein Vater hätte sich ihrer Meinung gefügt, also blieb mir nichts anderes übrig, als heimlich zu boxen. Ich war wie besessen und bestritt sogar meine ersten Kämpfe, ohne Wissen meiner Eltern. Heute undenkbar. Irgendwann – der Zeitpunkt war gut – outete ich mich bei meiner Mutter, und sie gab ihr Okay. Das Ja meines Vaters war nur noch Formsache. Er war und ist begeisterter Boxfan und begleitete mich fortan in Trainings und bei Kämpfen. Vieles davon hielt er mit der Videokamera fest.

Im April 1988 trennte sich mein Vater von meiner Mutter und zog aus.

Drei Monate später verließ auch ich in einer Nacht-und-Nebel-Aktion mein Elternhaus. Ich hatte nie wieder Kontakt zu meiner Mutter und wohnte vorrübergehend in einer WG. Meinen alten Mercedes Diesel nahm ich mit, der mal ansprang und mal nicht, eine Klappcouch, die sich zum Bett umfunktionieren ließ, eine Ottoversand-Kompakt-Stereoanlage und meine Kettler-Hantelbank. Und 16.000,00 DM Schulden, weil ich Mist gebaut hatte.

Ich hatte nicht mal einen Kleiderschrank, wusste mir allerdings zu helfen. Ich schraubte zwei große Winkel an die Wand und befestigte einen Besenstil an ihnen. Dann hing ich meine Kleidung fein säuberlich mit Kleiderbügeln auf. Später ergänzte ich das Ganze durch ein langes Brett, welches ich oben auf die Winkel legte und so eine Art Regalboden hatte. Dort fanden meine Unterwäsche und andere Habseligkeiten in Kartons Platz. Ganz nach dem Motto meines Opas: »Jung, dumm darfst du sein, du musst dir nur zu helfen wissen.«

Kurz nach meinem Auszug kam die Einberufung zur Bundeswehr. Ich bestritt bis Ende 1988 13 Boxkämpfe, von denen 2 unentschieden endeten, 4 verlor ich, und 7 gewann ich.

Meinen Wehrdienst leistete ich in Lahnstein bei Koblenz, und aufgrund einer Ellbogenverletzung beschloss ich, zunächst mal mit dem Boxen aufzuhören und mit Bodybuilding zu beginnen.

Meinen »Benz« verkaufte ich für ein paar Mark und meldete mich zum Soldatentarif in einem Sportstudio an.

Die beiden Inhaber waren aktive Bodybuilder. Ich war begeistert. Ich kaufte mir monatlich am Bahnhofskiosk die beiden Body-Building-Magazine »Sportrevue« und »Flex«. Und einen 5 Kilogramm Eimer Eiweiß. Ich trainierte wie ein Besessener und schaffte es so, innerhalb 15 Monaten, mein Gewicht von 68 Kilogramm auf 80 Kilogramm zu steigern.

Nach der Bundeswehr riet mir mein Boxtrainer, dass ich mein Gewicht wieder reduzieren solle. Dazu war ich nicht bereit, hing die Boxhandschuhe endgültig an den Nagel und verschrieb mich komplett dem Bodybuilding. Außerdem hatte ich andere Pläne. Ich wollte ein eigenes Fitnessstudio.

1995 sollte es dann so weit sein. Ich eröffnete mein eigenes Fitnessstudio. Mit zwei abgeschlossenen Berufsausbildungen als Textilverkäufer und Schriftsetzer und einer Trainer-B-Lizenz-Ausbildung im Rücken stürzte ich mich blauäugig in die Selbständigkeit. Fortan konnte ich jeden Tag trainieren und mein bis dato angeeignetes Wissen an Menschen weitergeben. Ich spürte das erste Mal in meinem Leben eine Erfüllung in dem, was ich tat. Bis heute besuchte ich rund 100 Fortbildungen um die Themen Fitness und Ernährung und coachte weit über 1.000 Menschen 1:1.

Im Jahr 2000 lief ich aus einer Millennium-Laune heraus meinen ersten Marathon. In der Vorbereitung ignorierte ich sämtliche Körpersignale und finishte unter Schmerzen in 4:30:52 Stunden. Ich sagte mir: »Nie wieder!«

Ein Jahr später, nach meinem Sommerurlaub, las ich im Flugzeug in einer Zeitschrift vom Weltrekord im Marathon-Rückwärtslaufen. Da gab es einen Typen, der rückwärts schneller läuft als ich vorwärts? Das konnte ich nicht auf mir sitzen lassen, und es folgten weitere Marathons in Mainz, Frankfurt a. M. und New York.

2003 musste dann eine neue Herausforderung her: ein Triathlon. Ich startete bei den Mainzer Stadtmeisterschaften auf der Sprintdistanz und der Virus Triathlon hatte mich gepackt. Nur zwei Jahre später stand ich am Schwimmstart meines ersten Ironman (3,8 km Schwimmen/180 km Radfahren/42,2 km Laufen) und nach 11:23:46 überquerte ich die Ziellinie.

Im Jahr 2005 geschah etwas, was mein Leben für immer verändern sollte. Einer meiner besten Freunde starb an Krebs. 5 Tage nach seinem Tod lief ich in Frankfurt a. M. Marathon (3:41:00) und widmete ihm diesen Lauf. Auf mein Shirt ließ ich »FÜR MIO« drucken. Der Spitzname meines Freundes. In Frankfurt a. M. laufen die Athleten die letzten Meter über einen roten Teppich in die Festhalle ins Ziel. Am Ende des roten Teppichs geht eine Treppe nach unten, wo die Umkleidemöglichkeiten sind.

Ich nahm erst mal Platz auf der Treppe und ging in mich. Neben mir saß ein Engländer, der mich auf den Aufdruck meines Shirts ansprach. Wir kamen ins Gespräch, und ich erklärte ihm, was es damit auf sich hatte. Es stellte sich heraus, dass er in der Krebsforschung tätig war. Es gibt keine Zufälle!

Dieses Gespräch veranlasste mich, mehr über das Thema Krebs und Krebsernährung zu erfahren. Ich stolperte dann über die heute noch heiß diskutierte und umstrittene »Warburg Theorie« aus dem Jahre 1924, die besagt, dass jede Krankheit im sauren Milieu entsteht und die Krebszelle in erster Linie auf die Zufuhr von Zucker angewiesen ist. Ich recherchierte weiter und stieß auf die deutschen Forscher Dr. Coy und Dr. Kämmerer. Ich war erstaunt, dass ich erst jetzt auf ein Wissen aufmerksam wurde, welches Heinrich Otto Warburg vor rund 100 Jahren in die Welt posaunte.

Der Grund für mein Erstaunen war, dass ich meinen Freund während seiner Krankheit in Sachen Ernährung beraten habe. Er erkrankte im Jahr 2000 an Thymusdrüsenkrebs. Eine sehr seltene Krebsform. Die Ärzte gaben ihm damals 3 – 6 Monate. Er hatte zum Zeitpunkt der Diagnose knapp 90 Kilogramm, doch er verlor schnell an Gewicht. Ich riet ihm mit einem hochkalorischen Kohlenhydratgetränk gegenzuhalten und besorgte ihm sogar diese Getränke. Heute würde ich das nicht mehr tun. Er war ein Kämpfer, und aus den 3 – 6 Monaten wurden 5 Jahre. Er starb mit einem Körpergewicht von knapp 40 Kilogramm.

Dieses Erlebniss lösten zwei Dinge in mir aus.

1. Ich wollte mehr wissen! Seither vergeht kaum ein Tag, an dem ich mich nicht mit dem Thema Ernährung beschäftige.

2. Dieses Wissen will seither aus mir heraus. In mir entstand die dauerhafte Vision, immer mehr Menschen zum Thema Ernährung erreichen zu wollen, um aufzuklären, um Mythen

aufzulösen und in erster Linie Menschen dabei zu helfen, schlanker, fitter und gesünder zu werden. Und zu bleiben.

Zwei wichtige Punkte möchte ich noch ergänzen:

1. Ich mache mir keine Vorwürfe darüber, dass ich meinen Freund falsch beraten habe, denn es gibt nur einen, der wissen kann, ob er mit meinem heutigen Wissen, damals überlebt hätte. Gott.

2. Krebs ist ein Arsch...! Und jede Form von Krebs ist anders. Deshalb wäre es zu pauschal zu sagen, dass es möglich wäre, durch das Weglassen von Kohlenhydraten, jede Krebsart »auszuhungern«. Das wird nicht funktionieren, dennoch halte ich es für einen guten Ansatz. Wenn ich die Diagnose Krebs erhielte, würde ich meine Ernährung auf ketogen umstellen. Falls du zu diesem Thema weitere Infos brauchst, besorge dir die Bücher der zuvor genannten Autoren und google mal: »Christiane Wader + ketogene Ernährung bei Krebs«. Sie ist eine ehemalige Bloggerkollegin von mir. Und sie war selbst betroffen.

Interessant ist auch, dass ich nach dem Tod meines Freundes viele Dinge nicht mehr so verbissen sah. Ich lebte bis zu diesem Zeitpunkt sehr asketisch. Das änderte sich. Wie mein ganzes Leben. Das Spannende dabei, es folgten erste Plätze auf der Sprint- sowie Olympischen Distanz, und 2006 wurde ich sogar – nur drei Jahre nach meinem Triathlon-Debüt – Mainzer Stadtmeister in meiner Altersklasse. Ich lief im selben Jahr Marathon-Bestzeit in 3:35:52.

Auch bei meinem wohl letzten Wettkampf, dem Ironman in Frankfurt a. M. 2007 verbesserte ich mich und finishte in 11:07:36. Zu diesem Zeitpunkt litt ich an einer Schambeinentzündung und beendete kurz darauf meine »Karriere« als Triathlet. Meinen Fitnessclub verkaufte ich meinem ersten Auszubildenden und stellte mein gesamtes Leben auf den Kopf. Meine Brötchen verdiente ich fortan als Personal Trainer und hielt erste Vorträge und Seminare.

2009 ergab sich die Möglichkeit, mein Wissen noch mehr Menschen zugänglich zu machen. Ich begann als Vertriebsaußendienstmitarbeiter bei einem Nahrungsergänzungsmittelhersteller, der Firma inkospor®. Ich übernahm ein vertriebsschwaches Gebiet und hatte eine Vision. Meine Vision war es, durch Mitarbeiterschulungen meine Kunden erfolgreicher zu machen. Nicht ganz ohne Eigennutz, denn wer seine Kunden erfolgreich macht, profitiert letztlich ja auch davon. So gelang es mir, innerhalb 5 Jahren meinen Gebietsumsatz zu verdoppeln.

Der damalige Geschäftsführer erkannte dies und arbeitete mit mir an meiner nächsten Vision. Wir wollten meine Seminare all unseren Kunden zugänglich machen. Und so kam es, dass ich in den Jahren 2015 bis 2019 freiberuflich die inkospor®-Akademie leite und weit über 600 Seminare und Vorträge hielt.

In den Jahren 2011 und 2012 schrieb ich meine ersten Bücher und bastelte so weiter an meiner dauerhaften Vision, möglichst viele Menschen zu erreichen.

Seit Januar 2017 gehöre ich mit Stolz zum exklusiven Kreis der Referentenagentur 5 Sterne Redner, die zu den bekanntesten Redneragenturen im deutschsprachigen Raum gehört. Sie übernehmen mein gesamtes Backoffice und vermitteln mich europaweit. In meinen Vorträgen spreche ich über Ernährung, Fitness und gesunde Lebensführung. Meine motivierenden Keynotes halte ich sowohl in mittelständischen Unternehmen, als auch in Großkonzernen. Oft geht es dabei, neben Kundenevents, um Gesundheitstage oder Kick-Off-Veranstaltungen für ein funktionierendes betriebliches Gesundheitsmanagement mit dem Ziel, Krankenstände zu senken. Bei allen meinen Vorträgen darf ich meine Leidenschaft leben, denn ich verliere nie mein Ziel aus den Augen: Menschen dazu zu motivieren, ihre Lebensweise zu hinterfragen und ein bewusst gutes Leben zu führen.

Sportlich gesehen, mache ich heute einen Mix aus klassischem Krafttraining, CrossFit, Laufen und Längenbeweglichkeitstraining. Ich nehme mir vor, jedes der 4 Trainings zweimal in der Woche durchzuführen. Wenn ich jedes Training »nur« einmal schaffe, bin ich trotzdem froh, denn das ist mein wöchentliches Minimalziel. Apropos Ziel, meine Zieldefinition für die nächsten 5 Jahre lautet:

Ich halte mich durch mindestens 4 der zuvor beschriebenen Trainingseinheiten körperlich fit, sodass ich jederzeit:

1. Mein Körpergewicht 10 x technisch korrekt auf der Flachbank drücken kann
2. 10 saubere Klimmzüge ohne Unterstützung schaffe

3. 10 Kilometer unter einer Stunde laufen kann
4. Beide Handflächen, bei durchgedrückten Knien, auf den Boden legen kann

Jetzt, da du ein wenig mehr über mich weißt, möchte ich dir eine Frage stellen, die mich lange beschäftigt hat. Und zwar die Frage nach dem Sinn des Lebens.

Hast du dich mal gefragt, was der Sinn des Lebens ist?

Ein Freund antwortete, wie aus der Pistole geschossen: Arterhaltung. Arterhaltung dachte ich? Er hat gut reden, er hat zwei Kinder. Ich nicht. Was jetzt? Habe ich den Sinn meines Lebens verfehlt? Ich meine das ernsthaft! Ich habe mich das immer wieder mal gefragt. Bis ich mein erstes Buch geschrieben habe. Da dachte ich: Naja, wenn ich den Planeten Erde irgendwann verlasse, bleiben wenigstens meine Bücher! Und davon sind inzwischen viele im Umlauf. Auf jeden Fall mehr, als ich je Kinder hätte haben können.

Die Antwort, sorry, meine Antwort auf die Frage nach dem Sinn des Lebens fand ich erst Jahre später. Und zwar, als ich einer anderen Frage nachging. Der Frage: Nach was streben Menschen?

Geld?
Macht?
Erfolg?
Anerkennung?
Geliebt zu werden?

Ich hatte mit Obdachlosen, Millionären und sogar Multimillionären zu tun, und weißt du, was mir aufgefallen ist? Alle haben eine Sache gemeinsam. Sie alle wollen glücklich sein.

Diese Erkenntnis war für mich der Schlüssel.

Für mich ist seither der Sinn des Lebens, glücklich zu sein. Alle Menschen wollen glücklich sein.

Das wirft allerdings die nächste Frage auf. Wie empfindest du Glück? Bestimmt anders als ich? Ich vermute, jeder Mensch empfindet Glück anders.

Manche empfinden Glück durch Geben. Andere durch Haben. Was glaubst du, wer ein glücklicheres Leben führt/e, Donald Trump oder Mutter Teresa?

Ich weiß es nicht. Was ich allerdings weiß, ist, was mich glücklich macht. Und das sind Erfolgsgeschichten von Lesern meiner Bücher oder Teilnehmer meiner Fettkiller-Challenge und 1:1 Coachings. Jede einzelne Geschichte!

Manchmal schlage ich morgens meinen Laptop auf und bing, ich erhalte völlig unerwartet eine Nachricht mit einer weiteren Erfolgsgeschichte. Das macht mich glücklich! Und gibt mir das Gefühl, gebraucht zu werden. Vielleicht erhalte ich ja auch bald deine Erfolgsgeschichte?

Diese Erkenntnis ist übrigens in der Rückbetrachtung auch der Auslöser für mein unbändiges Streben, immer mehr Menschen erreichen zu wollen.

Und der Grund dafür, weshalb ich dieses Buch geschrieben habe.

Eine Sache noch. Ich bin jetzt seit rund 30 Jahren Trainer, und ich liebe diesen Job. Doch weißt du was? Ich als Trainer kann dir lediglich deine Schuhe binden, gehen musst du selbst.

Wenn du möchtest, dass ich dich auf deinem Weg noch ein Stück weit begleiten soll, dann lies unbedingt das nächste Kapitel.

So geht es weiter

Ich wünsche mir von ganzem Herzen, dass ich dir mit diesem Buch in vielerlei Hinsicht die Augen öffnen konnte und dir den Mut und die Entschlossenheit geben konnte, dass du in dein neues Leben startest.

Halte dich an den dreiteiligen Fettkillercode und erste Erfolge werden sich einstellen. Vielleicht wird es nicht so schnell gehen wie du es dir erhoffst, und vielleicht wird es nicht leicht werden, doch ich verspreche dir, es wird sich lohnen!

Vielleicht musst du erst eiweißreiche Nahrungsmittel kaufen, und vielleicht haben die Supermärkte gerade geschlossen, doch mit einer Sache kannst du sofort beginnen. Mit Fettkillercode Teil I. Mit dem Wassertrinken, denn Wasser hast du zu Hause. Und wenn es Leitungswasser ist. Starte noch heute! Das gibt dir das Gefühl begonnen zu haben und dann gibt es kein Zurück mehr.

Falls dein Gewicht irgendwann steht, tracke (protokolliere) deine Nahrungszufuhr, wie im Buch beschrieben. Denn wie du ja weißt, steht was ganz oben? Richtig, die Energiebilanz. Erst wenn sie negativ ist, wirst du weiter abnehmen.

Nimm täglich Omega-3 und Vitamin D3 deiner Gesundheit wegen.

Eine wichtige Sache noch: 0,5 – 1 % Gewichtsabnahme, ausgehend von deinem aktuellen Körpergewicht, in der Woche sind möglich, also kein unrealistisches Ziel.

Angenommen dein Ziel wäre es 5 Kilogramm abzunehmen und nehmen wir weiterhin an, du schaffst genau das in 8 Wochen. Was, wenn du danach deine Ernährung wieder schleifen lässt? Was, wenn alte Gewohnheiten zurückkommen? Ich glaube, du ahnst es schon, du wirst wieder zunehmen. Sieh die 5 Kilogramm also nicht als Ziel, sondern als Teilziel. Das wirkliche Ziel kommt erst nach der Abnahme, nämlich das Halten. Ich möchte, dass du dir das schon heute bewusst machst, denn ich möchte, dass du Erfolg hast.

Dauerhaften Erfolg!

Falls du ein Mensch bist, der sich mehr Unterstützung und Motivation wünscht, dann habe ich noch etwas ganz Besonderes für dich. Mein neues Baby. Ein Baby, mit dem ich noch mehr Menschen wie dich glücklich mache. Dieses Baby ist aus einer weiteren Vision entstanden, und falls du Teil dieser Vision werden möchtest, starte jetzt mit der »Fettkiller-Challenge«.

Es handelt sich dabei um ein 8-wöchiges-Online-Coaching, bei dem du zu Beginn mit einer Genauigkeit von über 90 % erfährst, ob du Kohlenhydrat-, Fett oder Misch-Typ bist. Und nicht nur das, denn mein Team und ich errechnen dir deine Zielkalorien, die Nährstoffverteilung nach Typ und du erhältst Zugang zu meiner geschlossenen Facebook-Gruppe, in der sich die »Challenger« austauschen und ich einmal in der Woche Fragen live beantworte.

Die gesamten 8 Wochen werde ich dich täglich mit Motivationsmails und –tipps begleiten. Einmal in der Woche komme ich mit einem neuen Video direkt zu dir nach Hause und erkläre dir, bildhaft und verständlich, wie du in kleinen Schritten dein Ziel erreichst.

Erfahrungsgemäß beginnt in den ersten 4 Wochen eine Veränderung deiner Ernährungsgewohnheiten. Doch erst Wiederholung schafft Gewohnheit. Deshalb festigen wir in Woche 5 – 8 dein Wissen und schaffen so nachhaltige Veränderung.

Du erarbeitest in diesem Coaching dein typgerechtes, maßgeschneidertes Programm, bei dem es um deine Ernährungsoptimierung geht. Wie in diesem Buch mehrfach erwähnt sage ich auch hier nicht, dass es einfach für dich wird. Ich kann dir allerdings versprechen, dass mein Team und ich in diesen 8 Wochen unser Bestes geben werden, um dich zu motivieren und zu begleiten.

Schau dir dazu auch unbedingt das Video auf www.fettkiller-challenge.de an.

Egal, ob du mit diesem Buch oder der Fettkiller-Challenge durchstartest, ich wünsche dir von ganzem Herzen viel Spaß beim Erfolg, und ich freue mich auch über deine Erfolgsgeschichte.

Mit fettkillenden Grüßen

Dein Boris

5 STERNE REDNER

PERSÖNLICH. VERLÄSSLICH. EMOTIONAL.

WIR BEGEISTERN MENSCHEN

- **PERSÖNLICH:**
  Wir kennen alle unsere Redner und Vorträge sehr gut – deshalb finden wir für Sie immer den perfekten Referenten.
- **VERLÄSSLICH:**
  5 Sterne Redner sind erfahren, professionell und stets zuverlässig.
- **EMOTIONAL:**
  Wir kreieren mitreißende Momente mit Gänsehautfaktor.

Unsere Redner (Auswahl):

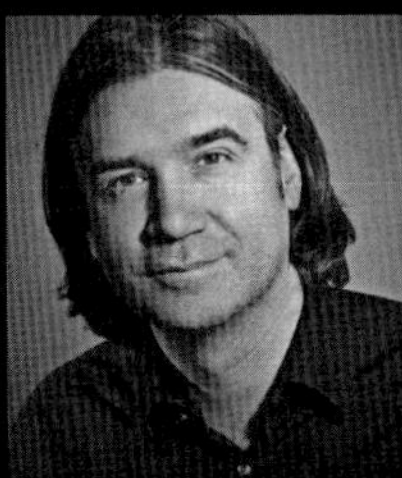

Hermann Scherer
Motivator, Manager und Marketing-Genie
Motivation, Marketing, Erfolg

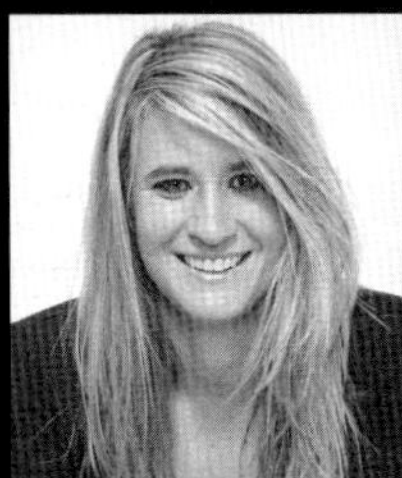

Natalie Geisenberger
Olympiasiegerin und Weltmeisterin im Rennrodeln
Motivation, Sport, Teamwork

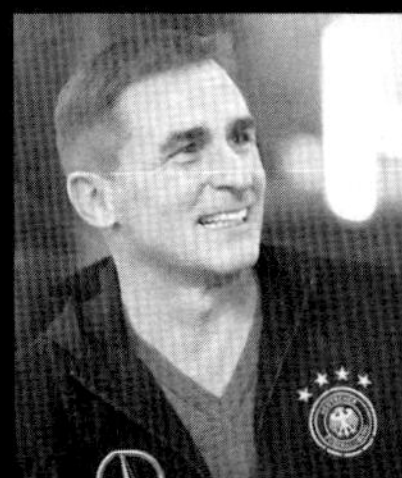

Stefan Kuntz
Fußballeuropameister, Nationaltrainer und Funktionär
Motivation, Führung, Durchsetzungskraft, Teamfähigkeit

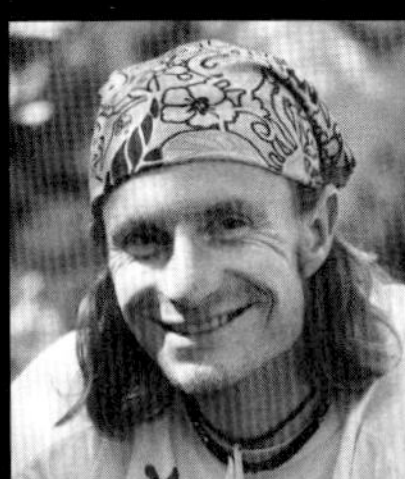

Norman Bücher
Extremsportler und Sportmarketing-Manager
Motivation, Abenteuer, Ziele

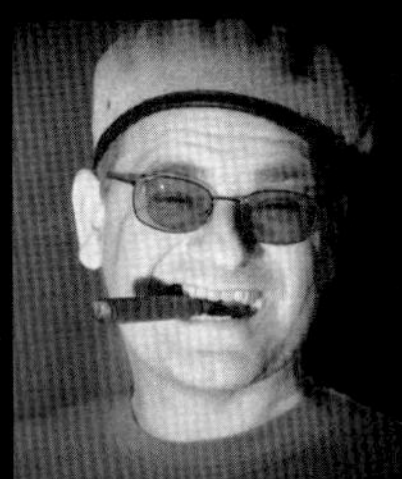

Ausbilder Schmidt
Komiker und Kommunikationsexperte
Motivation, Innovation, Teamarbeit

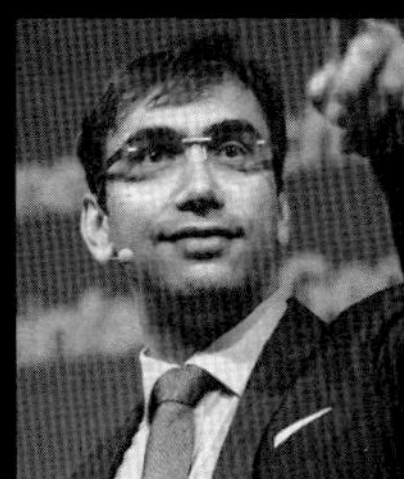

Sven Gabor Janszky
Trendforscher und Leiter des größten unabhängigen Zukunftsinstituts Europas
Zukunftsforscher

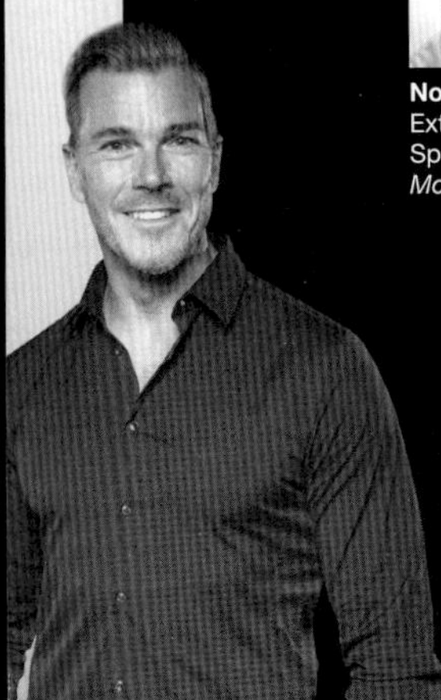

Boris Schwarz
Experte für Gesundheit, Lebensenergie, Ernährung und Fitness

5 Sterne Redner
Fon +49 (0)9071 77035-0
info@5-sterne-redner.de
www.5-sterne-redner.de

5 STERNE TEAM · 5 STERNE REDNER · 5 STERNE MODERATOREN · 5 STERNE TRAINER · 5 STERNE EVENTS · 5 STERNE VERLAG · GLOBAL TOPSPEAKE